携帯版

ひと目でわかる！
メタボのための カロリーガイド

「メタボリックシンドローム（＝**メタボ**）」と診断された人、または**おなかぽっこり**でメタボ一歩手前だと自覚している人に向けたカロリーガイドです。まずは、**日ごろ食べている食事のエネルギーを知ることがダイエット（減量）の第一歩**。そのためにエネ～～～～～～～～～～～～～～～かりやすくなっています。～～～～～～～～～～～～～～～あるいはメタボ予備群と～～～～～～～～～～～～～ボ撃退の手助けになるア～～～～～～～

これで、なにをどう食べたらよいかがわかるはず。そうしたら、これからが本格的なダイエットの開始です。さあ、おなかすっきり！で健康的な体へと、自分の力（汗とがまんと知性）で**自分の体を変えましょう!!**

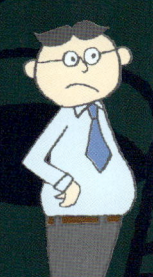
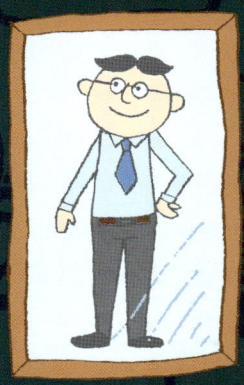

女子栄養大学出版部

目次

メタボリックシンドロームを知る……4
確実にダイエットを成功させるためのこの本の使い方……8

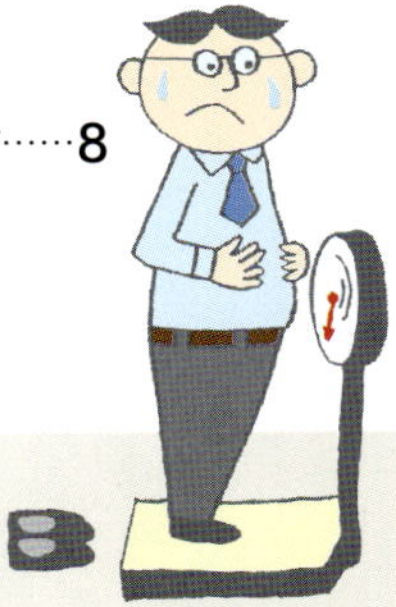

外食編……11

和風定食……12
そば……14
うどん……15
丼物……16
すし・海鮮丼……17
にぎりずし……18
カレーライス……20
ラーメン……22
中華定食……24
中華料理（めん料理）……26
中華料理（ごはん料理）……27
中華料理（単品）……28

洋風定食……36
ハンバーグ……38
ステーキ……39
ソテーほか……39
ドリア・ピラフ・グラタン・ライス料理……40
スパゲティ……42
カツ・揚げ物……44
コロッケ……46
焼き肉……47
韓国料理……48
エスニック……50

テイクアウト編……57

お弁当（幕の内）……58
お弁当（すし）……61
お弁当（丼物・ごはん物）……62
お弁当（カレー・ピラフ）……63
お弁当（そば・うどんほか）……64
お弁当（パスタ）……65
おにぎり（具入り）……66

おにぎり（混ぜごはん・すし）……67
総菜……68
ハンバーガー……72
サンドイッチ……74
パン（総菜パン）……75
パン（菓子パン）……76
カップめん……78

居酒屋編……85

一般のアルコール……86
ビール・黒ビール……88
発泡酒……90
新ジャンル・酎ハイ……91
おつまみ……96
刺し身……102

天ぷら……104
おでん……106
焼きとり……108
おつまみ（珍味）……110
おつまみ（ナッツ）……111

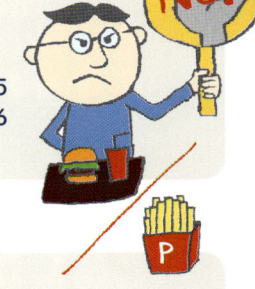

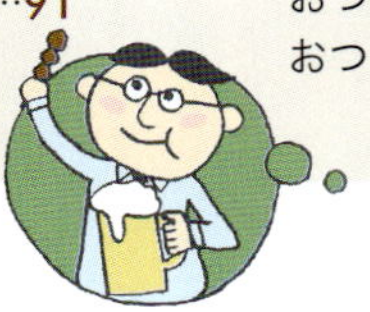

喫茶店・間食編……113
軽食……114
コーヒー・紅茶……115
缶コーヒー……116
飲み物……117
甘味・おやつ……118

食事バランスガイドで「食事の基本」を知る……122
料理索引と**サービング数**一覧……123

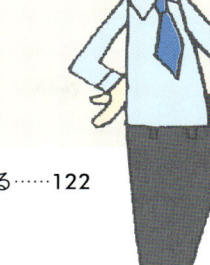

メタボ撃退アドバイス

コラム／**エネルギー**編
　ごはんの量とエネルギー……**30**
　めん類の量とエネルギー……**32**
　調理別中華めんのエネルギー……**33**
　すしめしのエネルギー……**34**
　すしねたのエネルギー……**35**
　中華料理（点心）1個分エネルギー……**51**
　めん類の具のエネルギー……**52**
　洋食のつけ合わせのエネルギー……**53**
　ドレッシングのエネルギー……**54**
　パンのエネルギー……**55**
　サンドイッチのパンの大きさ別エネルギー……**56**
　ビールのエネルギーとプリン体量……**94**
　日本酒のエネルギーとプリン体量……**95**

コラム／**塩分**編
　そば、うどんのつゆのエネルギーと塩分……**80**
　ラーメンのスープのエネルギーと塩分……**81**
　しょうゆのつけ方いろいろエネルギーと塩分……**82**
　ソースのかけ方いろいろエネルギーと塩分……**84**

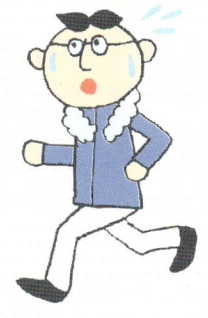

コラム／**運動**編
　メタボを撃退する食べ方、メタボへの道まっしぐらの食べ方……**112**
　1週間のエクササイズの目標量とエクササイズ数一覧……**120**

コラム／1日のお**酒**の限度量……**92**
コラム／**痛風**にならない飲み方を知る……**92**

＊市販品の商品写真と数値は2008年12月時点で確認を得たものです。＊塩分＝食塩相当量のことです。

メタボリックシンドロームを知る

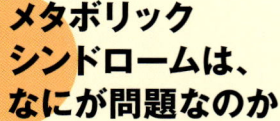

メタボリックシンドロームは、なにが問題なのか

　メタボリックシンドロームは**「内臓脂肪症候群」**と訳され、内臓脂肪が蓄積しているうえに、血中脂質異常、高血圧、高血糖が重なっている状態です。

　これらは、一つ一つは軽症でも重なってくると動脈硬化の進行が急速に進んで、虚血性心疾患（狭心症、心筋梗塞など）、脳血管疾患（脳梗塞、脳出血、くも膜下出血など）になるリスクを高めることになるのです。

　また同様に、糖尿病合併症（腎症、網膜症、神経障害、ED）を起こすリスクも高くなります。

　現在、メタボリックシンドロームが強く疑われる人と予備群を合わせると、40歳以上の男性では2人に1人、女性では5人に1人が当てはまります。

どうしておなかぽっこりがいけないのか

　おなかだけがぽっこり出ているような人は、皮下脂肪ではなく、腸のまわりに脂肪が蓄積している状態です。この脂肪が内臓脂肪です。

　腹囲（へそまわり）の断面図をCTスキャンなどの画像で見たときに、内臓脂肪の面積が100cm²（ウエスト周囲径にすると男性85cm、女性が90cm）を超えると、男女とも血中脂質異常、高血圧、高血糖になるリスクが2倍になるからです。

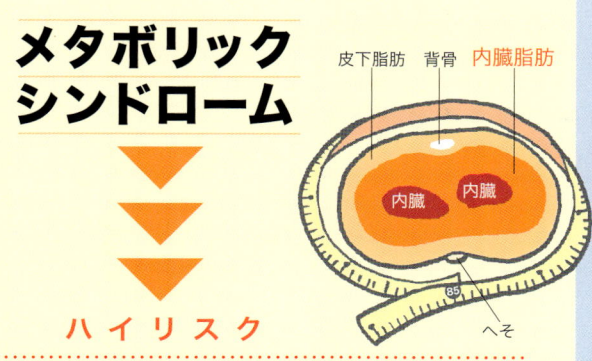

メタボリックシンドローム

▼▼▼

ハイリスク

虚血性心疾患	脳血管疾患	糖尿病合併症
・狭心症 ・心筋梗塞 など	・脳梗塞 ・脳出血 ・くも膜下出血 など	細小血管障害： ・腎症（人工透析） ・網膜症（失明） ・神経障害（足切断など） ・ED（勃起不全） など

自分はメタボリックシンドローム？

内臓脂肪が蓄積しているうえに、❶血中脂質、❷血圧、❸血糖値の3項目のうち2項目以上に該当した場合はメタボリックシンドロームと診断されます。表の診断基準でチェックしてみてください。ウエストサイズだけでは診断されないので、ご安心？を。

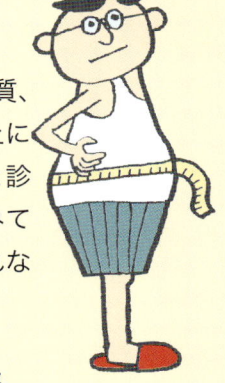

表　日本のメタボリックシンドローム診断基準

内臓脂肪蓄積 腹囲（へそ周り）	男性 85cm 以上　　　　女性 90cm 以上 ［内臓脂肪面積が、男女とも 100cm² 以上に相当］

 上記に加え、以下のうち2項目以上が該当[※1]

❶ 脂質異常	中性脂肪 150mg/dℓ 以上	かつ/または	HDL コレステロール 40mg/dℓ 未満
❷ 高血圧	最高(収縮期)血圧 130mm Hg 以上	かつ/または	最低(拡張期)血圧 85mm Hg 以上
❸ 高血糖	空腹時血糖値[※2] 110mg/dℓ 以上		ただし、空腹時血糖の値が適切に得られない場合は、HbA1c（NGSP値）6.0%（空腹時血糖 110mg/dℓ に相当する値）以上

※1　脂質異常症、高血圧、高血糖のいずれかで薬物治療を受けている場合は、値が当てはまらなくても1項目に数える。
※2　特定健診（いわゆるメタボ健診）の基準では、100mg/dℓ以上、または、HbA1c（NGSP値）5.6%以上。

メタボリックシンドロームと診断されたら、まずはウエストを3㎝減らそう！

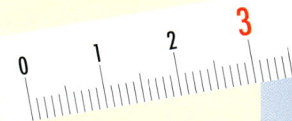

　内臓脂肪を減らすことで、血中脂質、血圧、血糖値を正常値に戻せる可能性があります。つまり、ダイエット（減量）して内臓脂肪を減らすことが、メタボリックシンドロームの最も有効な解消法なのです。

　まずは、現在の自分のウエストを3㎝減らすことを目標にしましょう。ベルトの穴1つ分が目安です。そのためには、自分のライフスタイル（食事、運動、生活環境）を見直すことが大事。きっとおなかぽっこりになる原因が潜んでいるはずです。

体格指数（BMI）の判定表（日本肥満学会）

　肥満の判定によく使われるBMI。これは、Body Mass Indexの略で体格指数を表わしたものです。現在、18歳以上の人に対して一般的に肥満度の判定に用いられています。日本人では、BMI＝22が健康のために最も好ましいとされています。

$$\text{BMI} = 体重(\text{kg}) \div 身長(\text{m})^2$$

$$標準体重 = 身長(\text{m})^2 \times 22$$

標準
22

15	16	17	18	19	20	21	22	23	24	25	26	27
◀	◀	◀やせ		普通体重						肥満▶	▶	▶

18.5　　　　　　　　　　　　　　　　　　**25**

確実にダイエットを成功させるための
この本の使い方

表　1日に必要なエネルギー量

活動レベル		年齢	男性	女性
身体活動レベル I (低い)	生活の大部分が座位で、静的な活動が中心の場合	18〜29歳	2250kcal（1食平均 約750kcal）	1700kcal
		30〜49歳	2300kcal（1食平均 約770kcal）	1750kcal
		50〜69歳	2100kcal（1食平均 約700kcal）	1650kcal
身体活動レベル II (ふつう)	座位中心の仕事だが、職場内での移動や立位での作業・接客等、あるいは通勤・買物・家事、軽いスポーツ等のいずれかを含む場合	18〜29歳	2650kcal（1食平均 約880kcal）	1950kcal
		30〜49歳	2650kcal（1食平均 約880kcal）	2000kcal
		50〜69歳	2450kcal（1食平均 約820kcal）	1950kcal
身体活動レベル III (高い)	移動や立位の多い仕事への従事者。あるいは、スポーツなど余暇における活発な運動習慣をもっている場合	18〜29歳	3000kcal（1食平均 約1000kcal）	2250kcal
		30〜49歳	3050kcal（1食平均 約1020kcal）	2300kcal
		50〜69歳	2800kcal（1食平均 約930kcal）	2200kcal

「日本人の食事摂取基準（2010年版）」（厚生労働省）

1日の塩分摂取量の目標量：男性 9g 未満、女性 7.5g 未満

あなたがいつも食べている食事が、食べすぎなのか否かチェックしてみましょう

　ライフスタイルを見直す第一歩は食事です。内臓脂肪が蓄積する大きな原因の一つがエネルギー（カロリー）のとりすぎによるものですから摂取するエネルギーを減らすことは、確実な減量につながります。

　まず、自分が1日にどれだけのエネルギーが必要なのかを表でチェックしてください。次に自分が日ごろよく食べている食事のエネルギーをチェックしてみましょう。食べすぎか否かを大まかに確認できるでしょう。

ダイエットを成功させるための じょうずな本の利用法

　この本では、日ごろ食べている昼食や居酒屋メニューを中心に、料理をエネルギーの低い順に並べて紹介しています。ダイエットするには、一番エネルギーが低い料理を選べばまちがいはないのですが、それでは満足感が得られなかったり、栄養のバランスが悪かったり、メニューのバリエーションが楽しめなくなったりするでしょう。そういう場合は、日ごろ食べている料理より1つ2つエネルギーの低い料理を選べば、無理なく続けられるのではないでしょうか。

　また、コラムページにもメタボ解消やダイエットに役立つアイデアや情報を紹介していますので、おおいに活用して、自分なりに食事をカスタマイズしてみてください。賢く食べてダイエットを成功させましょう！

ウエストを3cm減らすには どれくらいの努力が必要なのか

　ウエストを3cm減らすには約3kgの体重を減らす必要があります。体力を落さずに減量するには、体脂肪だけを燃やしたいので、ダイエットしなければいけないエネルギー量を体脂肪のエネルギーから換算してみます。

　体脂肪1kg≒7000kcalですから、3kg×7000kcal＝21000kcalをセーブしなくてはなりません。1か月で達成させるには、21000kcal÷30日≒700kcal（1食平均約240kcal）、2か月で達成させるには、21000kcal÷60日≒350kcal（1食平均120kcal）。まんざら不可能な目標ではないと思います。が、まずは無理せず1か月1cm減を目指しましょう。ただし、この数値はあくまでも計算上ですので目安として考えてください。

居酒屋メニューにはプリン体の数値つき。
男性の敵「痛風」にも注意を！

　アルコールの飲みすぎやおつまみの食べすぎなどが痛風（高尿酸血症）の発症の原因のひとつになりがちなので、注意が必要です。そこで、居酒屋メニューにはプリン体量を記載しました（プリン体量のデータがあるもののみ算出）。ぜひお酒の席の話題に活用してチェックしましょう。（詳細は92ページ参照）

"書くだけダイエット"のすすめ

　ダイエットを成功させるのに"書くだけダイエット"が効果的です。これは食べたものを記録することで減量できるというもの。この本といっしょに使うとダイエットの効果をさらに高めることまちがいないのが『メタボ手帳』です。

　食事を主菜、副菜、主食、汁物に分けて記録するので食事内容を理解しやすくなっています。また1週間ごとに食事バランスガイドを使った集計もできます（122ページ参照）。

　10週間の記録が可能で、書き終えたころにはかならず効果が表われているはずです。エクササイズの記録欄やメタボ川柳つきです。もっと気楽な減量には『30日ダイエット手帳』もあります。

　日ごろから手帳をフルに使いこなしている男性にとっては、これ以上ないダイエットアイテムとして活躍します。

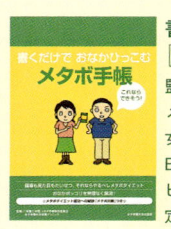

書くだけで おなかひっこむ
『メタボ手帳』
監修／『栄養と料理』
メタボ手帳製作委員会
女子栄養大学栄養クリニック
B6判　80ページ
ビニールカバーつき
定価500円（税別）

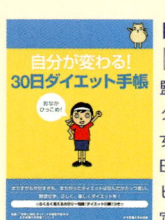

自分が変わる！
『30日ダイエット手帳』
監修／『栄養と料理』
ダイエット手帳製作委員会
女子栄養大学栄養クリニック
B6判　64ページ
ビニールカバーつき
定価500円（税別）

外食編

昼食になにを食べるかが、メタボ撃退の大きなカギです。食べてはいけないものは基本的にはありません。選び方や頻度の問題ですから、食欲や嗜好(こう)だけに任せず、栄養の知識を持って"頭で食べる"ことを身につけましょう。

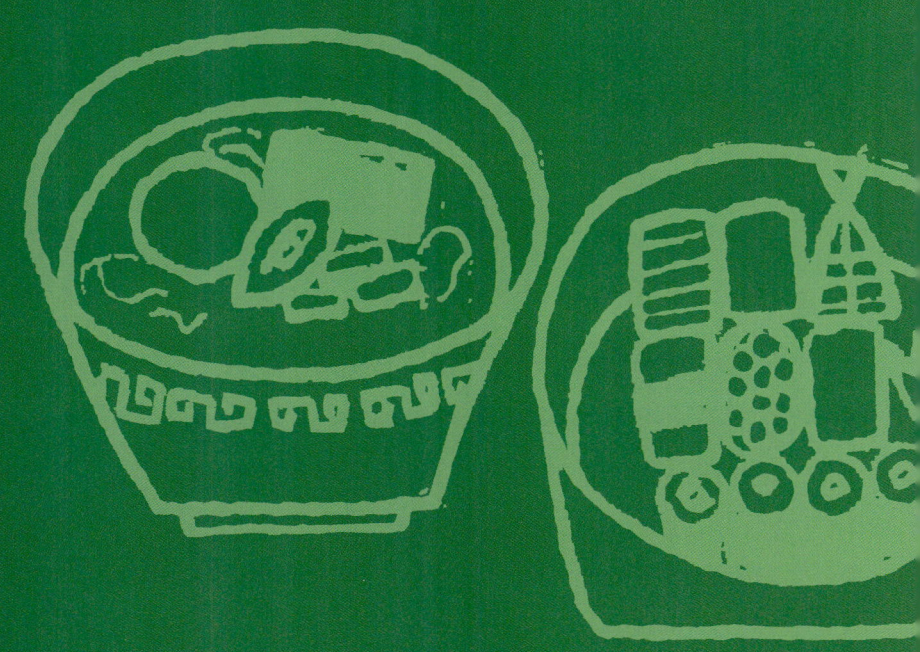

和風定食

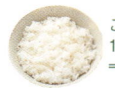 ごはん 180g =302kcal
 みそ汁 33kcal、塩分 2.3g
 漬物 16kcal、塩分 1.9g
 しょうゆ 5g（小さじ1弱） 4kcal 塩分 0.7g

1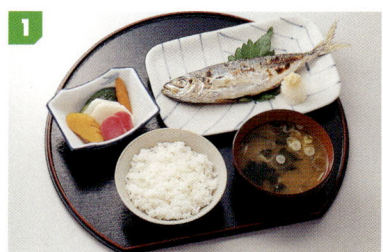
アジの塩焼き定食　**480** kcal
塩分 5.1g

2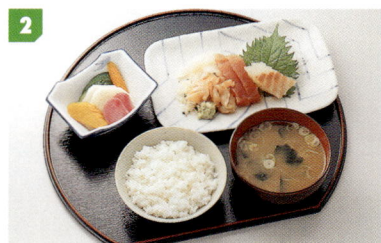
刺し身定食　**489** kcal
塩分 4.5g

3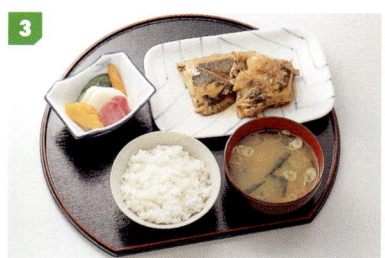
カレイの煮つけ定食　**531** kcal
塩分 5.5g

4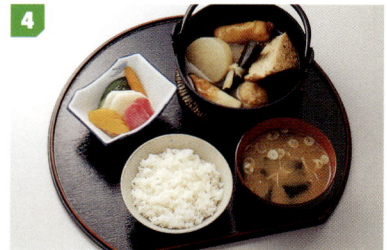
おでん定食　**560** kcal
塩分 7.1g

5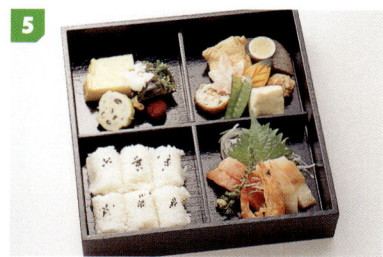
松花堂弁当　**610** kcal
塩分 4.0g

6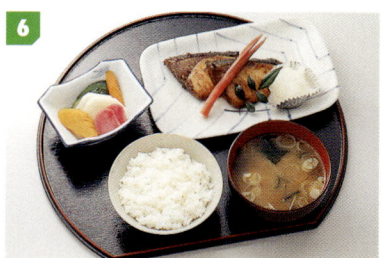
ブリの照り焼き定食　**646** kcal
塩分 5.3g

中濃ソース 10g
（大さじ½強）
13kcal
塩分 0.6g

> **Point!**
> カラッと揚がった天ぷらやフライでもかなり油を吸っています。どうしても食べたいときは、脂身の少ない肉や魚介類を選び、タルタルソースはやめてレモンやしょうゆなどで食べましょう。ごはんを控えてエネルギー調節を忘れずに（30ページ参照）。

7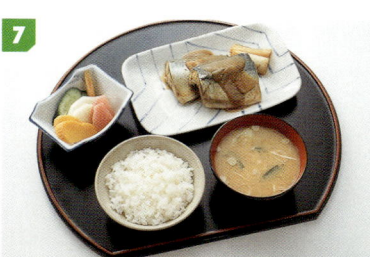
サバのみそ煮定食　**687** kcal
塩分 6.7g

8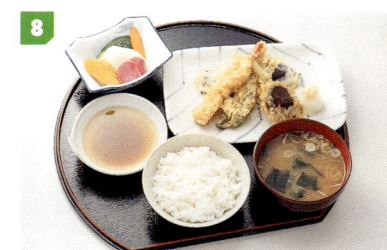
天ぷら定食　**716** kcal
塩分 5.9g

9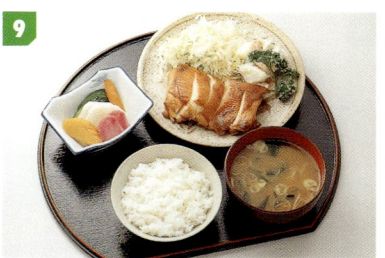
鶏肉の照り焼き定食　**776** kcal
塩分 5.9g

10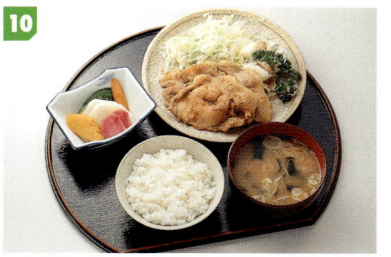
豚肉のしょうが焼き定食　**789** kcal
塩分 5.8g

11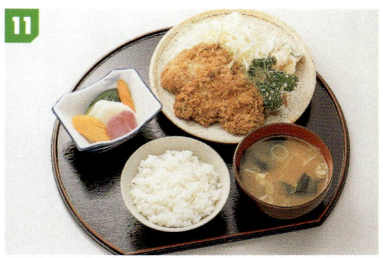
アジフライ定食　**862** kcal
塩分 5.4g

12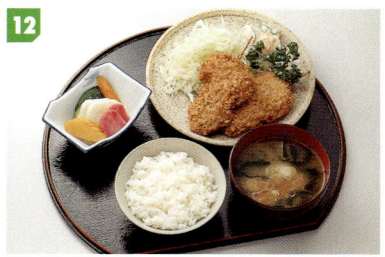
串カツ定食　**917** kcal
塩分 5.0g

外食編 / テイクアウト編 / 居酒屋編 / 喫茶店・間食編

そば

ゆでそばはいずれも170g=**224**kcal　塩分はそばつゆ全量分で計算

> **Point!**
> そばにはコレステロールを排出する食物繊維や、毛細血管を丈夫にするルチンが豊富。穀類に偏らないように(32㌻参照)とろろそばや山菜そば、おろしそばがおすすめ。汁は残して減塩を(80㌻参照)。

1

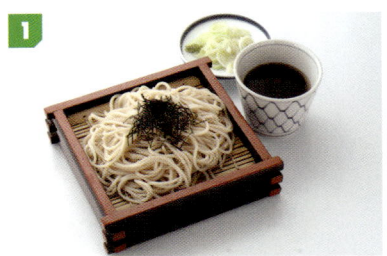

ざるそば　**284** kcal
塩分 2.7g

2

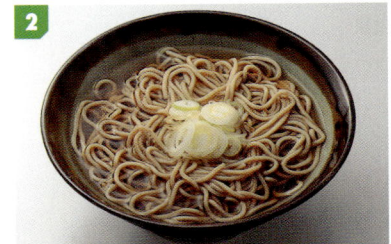

かけそば　**324** kcal
塩分 4.6g

3

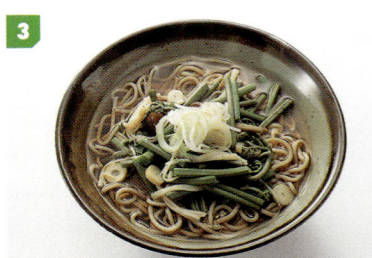

山菜そば　**337** kcal
塩分 4.6g

4

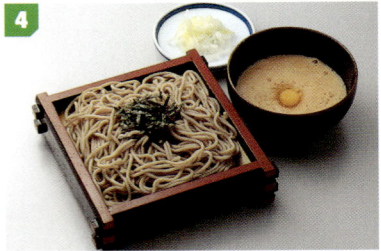

とろろそば　**354** kcal
塩分 2.7g

5

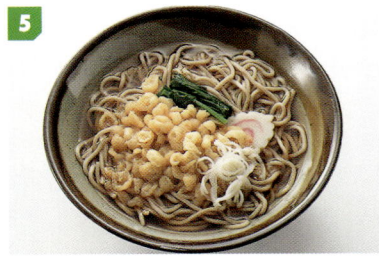

たぬきそば　**376** kcal
塩分 4.7g

6

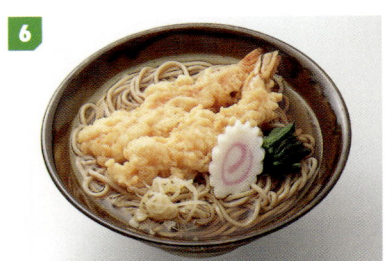

天ぷらそば　**459** kcal
塩分 4.9g

うどん

ゆでうどんはいずれも225g=**236**kcal、塩分 0.7g
塩分はめんつゆ全量分で計算

Point!
食べごたえはありますが（32ページ参照）、油を使っていないものは消化が速く、2～3時間でお腹がすいて間食に手がのびがち。肉南蛮うどんや月見うどんなどたんぱく質源が具だと腹持ちがよくなります。

1
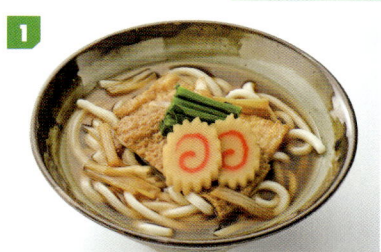
きつねうどん **382** kcal
塩分 5.4g

2
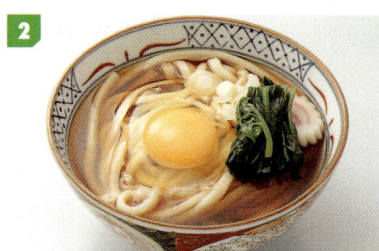
月見うどん **419** kcal
塩分 5.6g

3
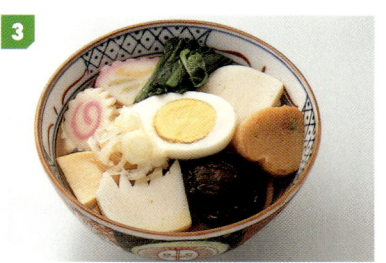
おかめうどん **425** kcal
塩分 6.2g

4
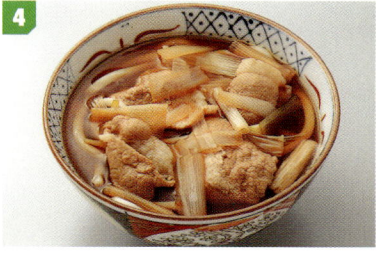
肉南蛮うどん **445** kcal
塩分 5.3g

5
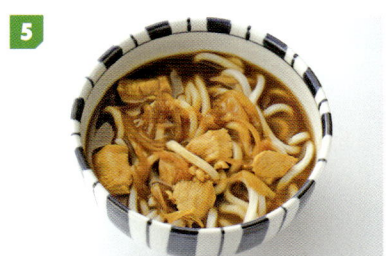
カレーうどん **471** kcal
塩分 5.3g

6
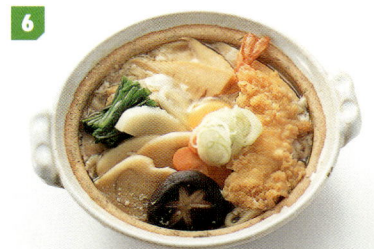
なべ焼きうどん **497** kcal
塩分 5.8g

外食編 | テイクアウト編 | 居酒屋編 | 喫茶店・間食編

丼物

丼物のごはんはいずれも 280g=**470**kcal

Point!
ごはんだけでも 500kcal 程度になります（30ページ参照）。ウナギのかば焼きや豚カツをかきこむように食べる人を見かけますが、エネルギーが高い料理ほどゆっくり噛んで食べましょう。

1
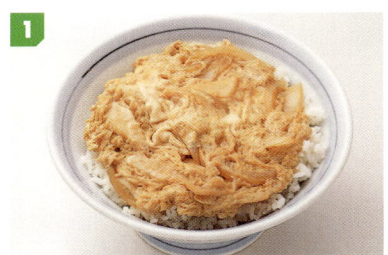
卵丼　**630** kcal
塩分 4.1g

2
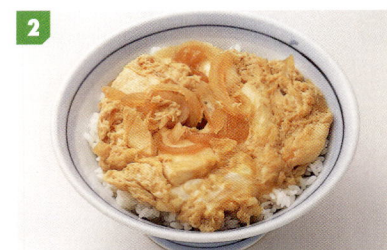
親子丼　**731** kcal
塩分 3.8g

3
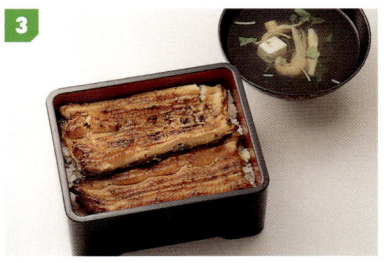
ウナ重　**754** kcal
※ごはんは 260g=437kcal　塩分 3.6g

4
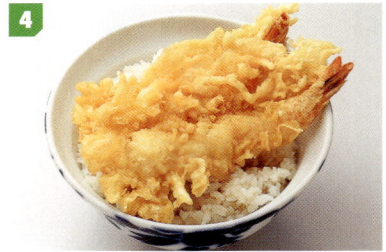
天丼　**805** kcal
塩分 3.0g

5
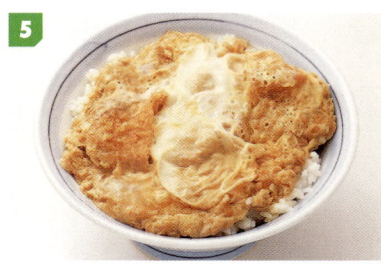
カツ丼　**893** kcal
塩分 4.3g

6
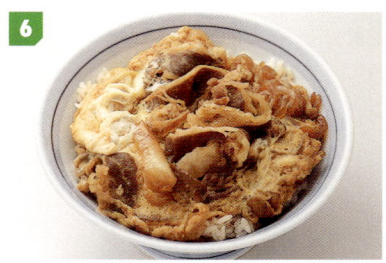
牛丼　**909** kcal
塩分 2.9g

すし・海鮮丼

しょうゆ9g（大さじ1/2）をつけると **6**kcal、塩分1.3gプラス

Point!
魚介類からは良質たんぱく質、コレステロールを下げるタウリン、生活習慣病の予防に役立つ脂肪酸のIPA、DHAなどがとれます。すしめしには意外と砂糖が多く使われ、塩分も高め（34㌻参照）。

1
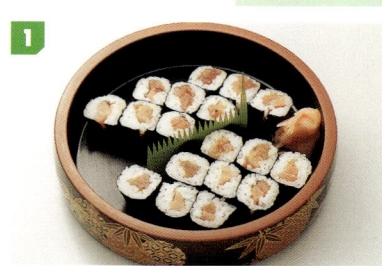
鉄火巻き　**459**kcal
塩分1.9g

2
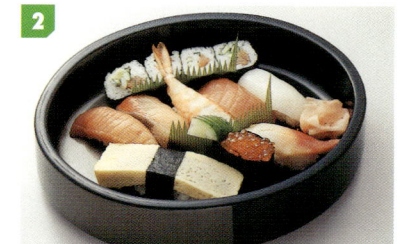
江戸前にぎり　**518**kcal
塩分2.6g

3
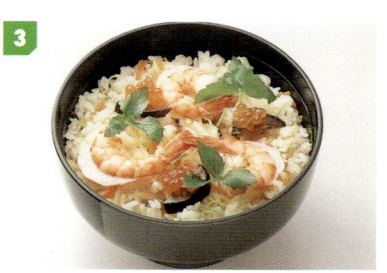
五目ちらし　**618**kcal
塩分3.2g

4
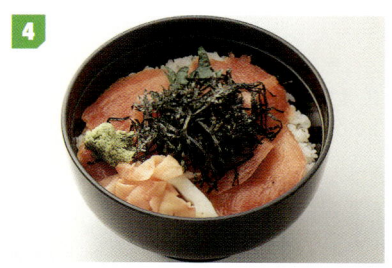
鉄火丼　**649**kcal
塩分2.5g

5
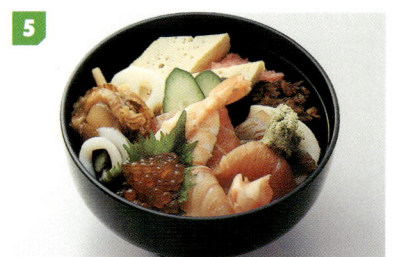
江戸前ちらし　**667**kcal
塩分3.6g

6
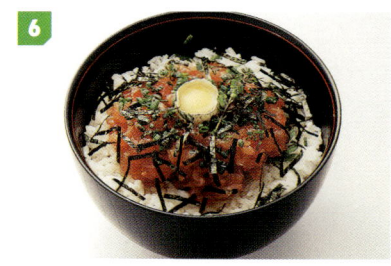
ねぎとろ丼　**786**kcal
塩分2.4g

外食編 ｜ テイクアウト編 ｜ 居酒屋編 ｜ 喫茶店・間食編

にぎりずし

 しょうゆ 5g
（小さじ1弱）
4kcal
塩分 0.7g

栄養価算出分量はいずれも写真のとおり

1
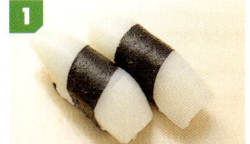
にぎり（イカ） **80**kcal
塩分 0.5g

2
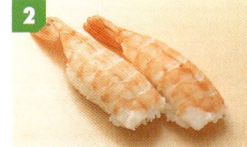
にぎり（エビ） **85**kcal
塩分 0.4g

3
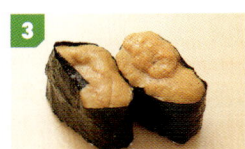
軍艦巻き（ウニ） **87**kcal
塩分 0.4g

4
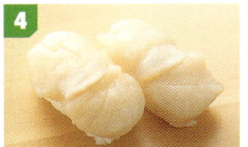
にぎり（ホタテ） **91**kcal
塩分 0.4g

5
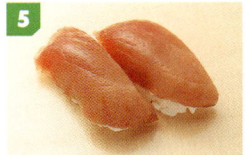
にぎり（マグロ赤身） **92**kcal
塩分 0.3g

6
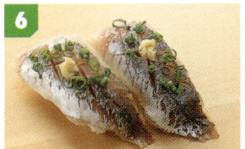
にぎり（アジ） **99**kcal
塩分 0.4g

7
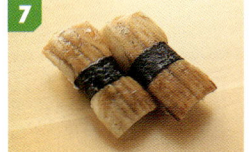
にぎり（アナゴ） **103**kcal
塩分 0.4g

8
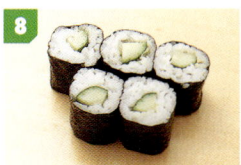
カッパ巻き **107**kcal
塩分 0.5g

9
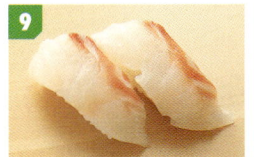
にぎり（タイ） **109**kcal
塩分 0.3g

9
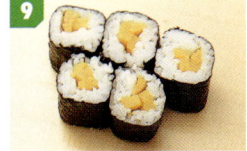
お新香巻き **109**kcal
塩分 0.8g

11
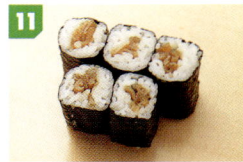
かんぴょう巻き **120**kcal
塩分 0.9g

12
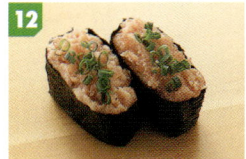
軍艦巻き（ねぎとろ） **132**kcal
塩分 0.3g

> **Point!**
> エビ・イカ・貝類・白身魚は低エネルギー（35㌻参照）ですが、とろやイクラなどはエネルギーが倍ぐらい高い（35㌻参照）ので、個数を決めて食べるようにしましょう。1日のうちのほかの2食の食事で野菜をとることを忘れずに。

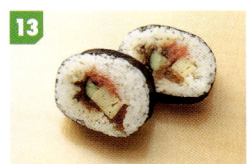

13 太巻き **134** kcal
塩分 1.0g

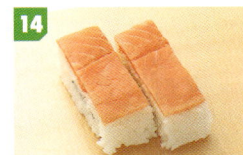

14 押しずし（サケ） **137** kcal
塩分 1.3g

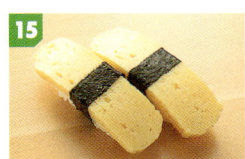

15 にぎり（卵） **138** kcal
塩分 0.9g

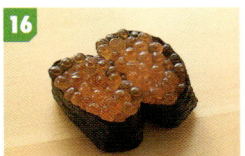

16 軍艦巻き（イクラ） **145** kcal
塩分 1.0g

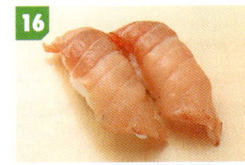

16 にぎり（マグロとろ） **145** kcal
塩分 0.3g

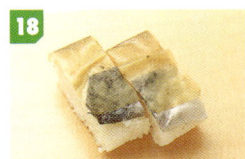

18 押しずし（バッテラ） **172** kcal
塩分 0.8g

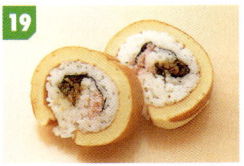

19 伊達巻 **200** kcal
塩分 1.3g

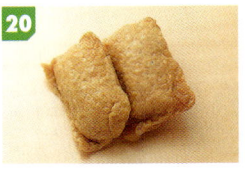

20 いなりずし **206** kcal
塩分 1.4g

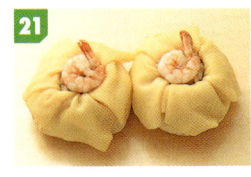

21 茶巾ずし **431** kcal
塩分 2.1g

外食編 | テイクアウト編 | 居酒屋編 | 喫茶店・間食編

カレーライス

ごはんはいずれも 250g=**420**kcal
ナンは 100g=**262**kcal、塩分 1.3g

1
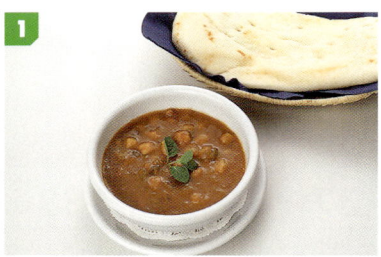
豆カレー **553** kcal
塩分 4.4g

2
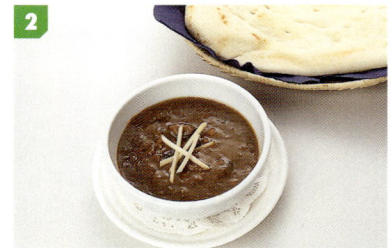
キーマカレー **638** kcal
塩分 4.1g

3
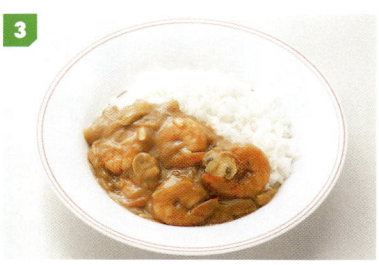
シュリンプカレー **664** kcal
塩分 2.7g

4
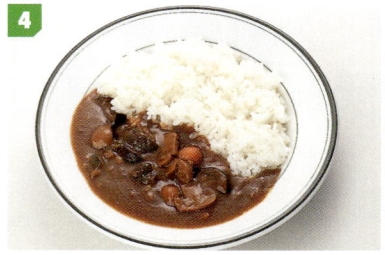
野菜カレー **686** kcal
塩分 2.7g

5
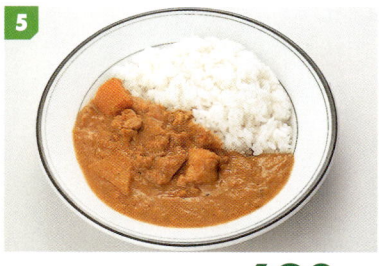
チキンカレー **690** kcal
塩分 3.4g

6
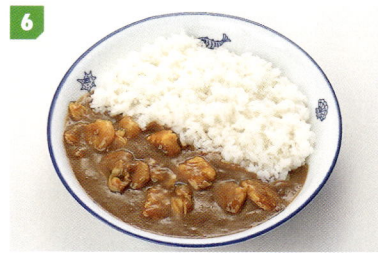
シーフードカレー **726** kcal
塩分 4.0g

> **Point!**
> シーフードや野菜がごろごろ入ったカレーや豆を使ったカレーは食べごたえがあり、エネルギーも低い。野菜や豆は食物繊維が豊富でメタボ解消には特におすすめです。ナンは表面に油が塗られているので見た目より高エネルギー。気をつけましょう。

7
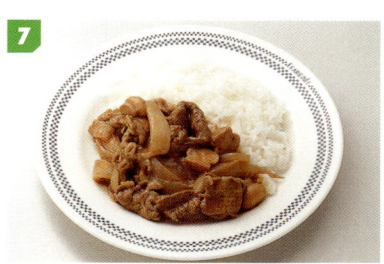
ハヤシライス　**728** kcal
塩分 2.8g

8
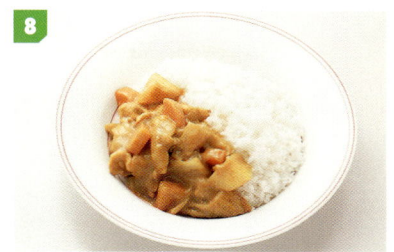
ポークカレー　**754** kcal
塩分 2.5g

9
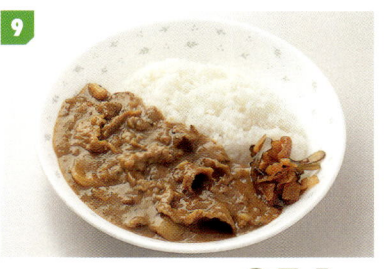
ビーフカレー　**954** kcal
※福神漬けは12g=16kcal、塩分0.6g　塩分 3.9g

10
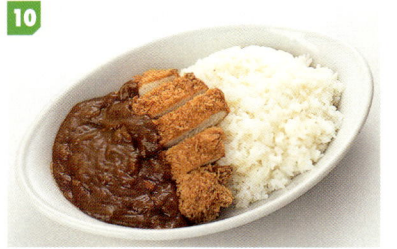
カツカレー　**957** kcal
塩分 3.3g

11
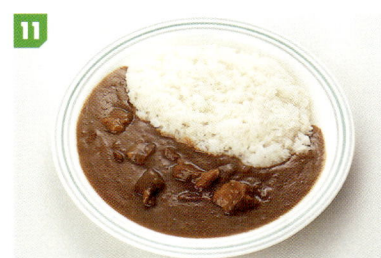
ビーフカレー
（大盛り）　**1329** kcal
※ごはんは 350g=588kcal　塩分 4.7g

外食編 / テイクアウト編 / 居酒屋編 / 喫茶店・間食編

ラーメン

中華めんはいずれも生めん130gをゆでて **349**kcal、塩分0.5g
塩分はスープ全量分で計算

1
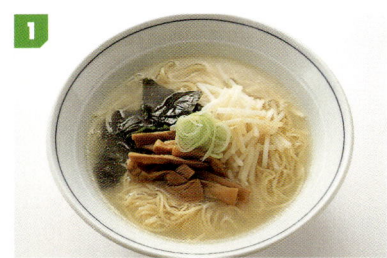
塩ラーメン **444**kcal
塩分 6.9g

2
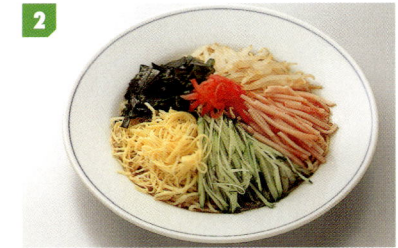
冷やし中華
(酢じょうゆ) **478**kcal
塩分 4.8g

3
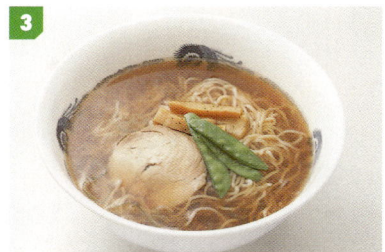
ラーメン **486**kcal
塩分 6.0g

4
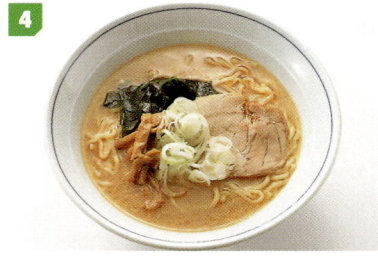
みそラーメン **532**kcal
塩分 6.3g

5
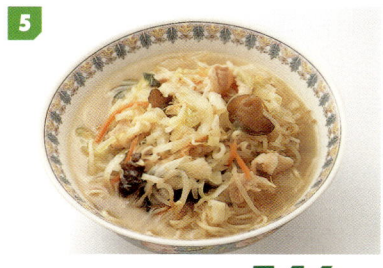
タンめん **546**kcal
塩分 6.4g

6
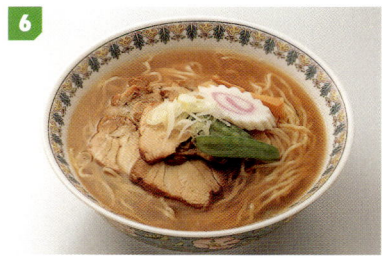
チャーシューめん **551**kcal
塩分 6.9g

> **Point!**
> 毎日食べるほどラーメン好きな人は、できるだけ野菜の多いものにし、汁は塩分や油が多いので半分は残すように（81㌻参照）。お酒のしめとしてはおすすめできません。せめてあっさり系にしたり、数人で分け合って、次の日はいつも以上に体を動かす努力を。

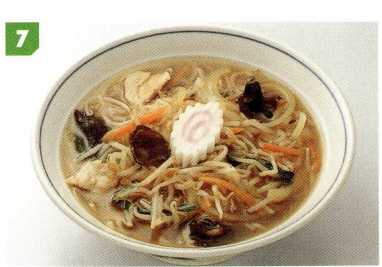

7 もやしラーメン **601**kcal
塩分 5.6g

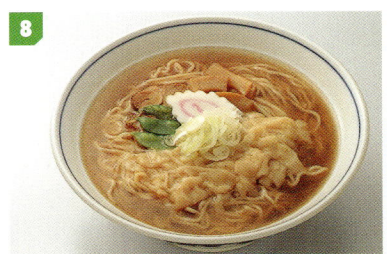

8 ワンタンめん **636**kcal
塩分 6.1g

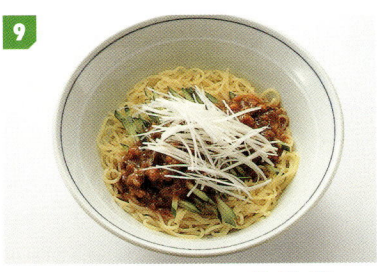

9 ジャージャーめん **639**kcal
塩分 5.1g

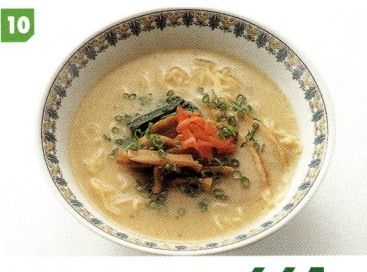

10 とんこつラーメン **661**kcal
塩分 6.5g

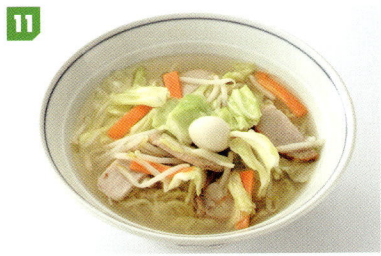

11 五目ラーメン **665**kcal
塩分 7.2g

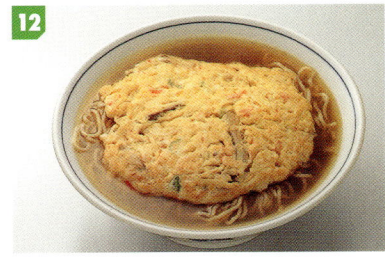

12 天津めん **810**kcal
塩分 6.1g

外食編 ｜ テイクアウト編 ｜ 居酒屋編 ｜ 喫茶店・間食編

中華定食

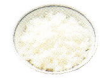 ごはん 180g=**302**kcal

 スープ **7**kcal、塩分 1.0g

 搾菜 15g=**3**kcal 塩分 2.1g

1
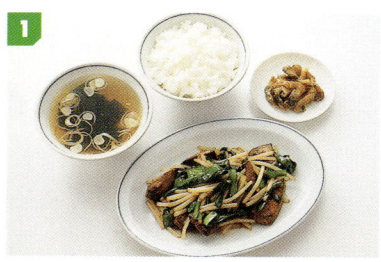
レバにらいため定食 **560**kcal
塩分 4.4g

2
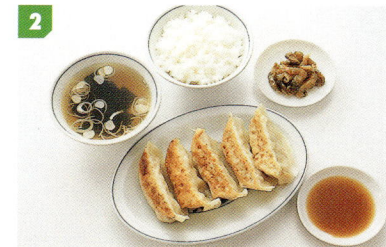
ギョーザ定食 **622**kcal
塩分 5.2g

3
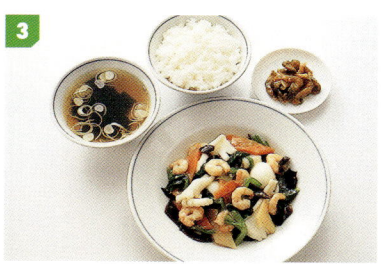
八宝菜定食 **628**kcal
塩分 5.3g

4
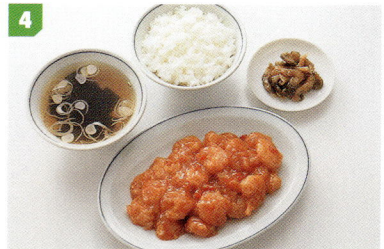
エビのチリソースいため定食 **643**kcal
塩分 5.0g

5
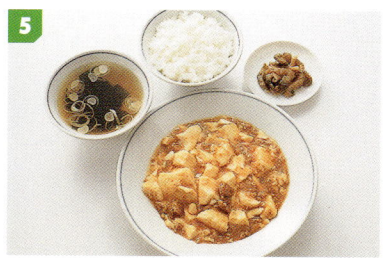
麻婆豆腐定食 **648**kcal
塩分 6.3g

6
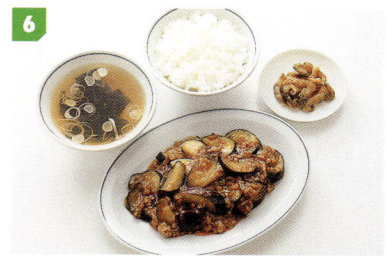
麻婆なす定食 **685**kcal
塩分 4.5g

> **Point!**
> 中華料理の多くは食材を油通しすることが多いため、連日食べると油のとりすぎになりがち。野菜いためや八宝菜などを選べば、野菜をたくさんとることができ、ビタミン類・食物繊維がしっかりとれます。肉よりは魚介のメニューが安心です。

7
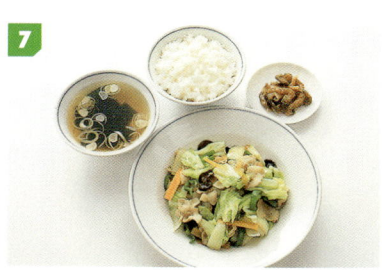
肉野菜いため定食　**707** kcal
塩分 4.7g

8
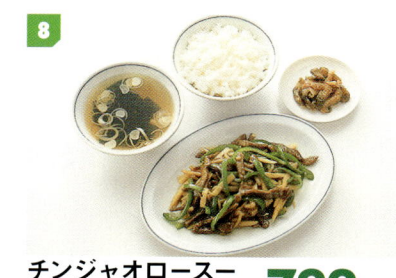
チンジャオロースー定食 　**722** kcal
塩分 4.7g

9
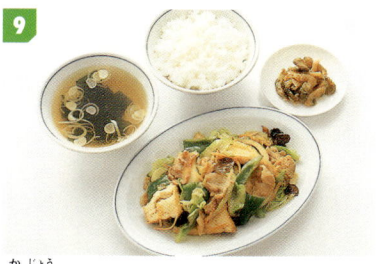
家常（かじょう）豆腐定食 　**730** kcal
塩分 4.7g

10
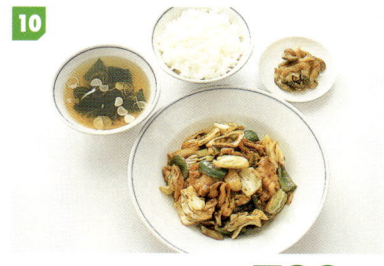
ホイコーロウ定食 　**792** kcal
塩分 5.2g

11
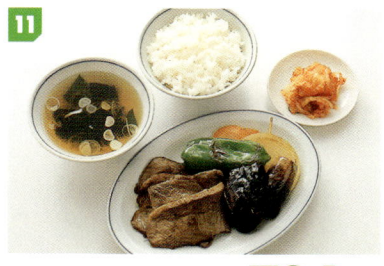
焼き肉定食 　**794** kcal
※キムチは 30g=14kcal、塩分 0.7g　塩分 3.5g

12
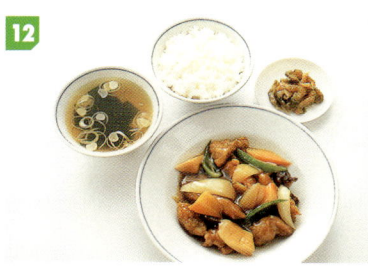
酢豚定食 　**914** kcal
塩分 6.1g

外食編 ／ テイクアウト編 ／ 居酒屋編 ／ 喫茶店・間食編

中華料理（めん料理）

Point! 中華のめん料理は1品で100gほどの野菜をとることができます。しかし具をいためているものはエネルギーが高くなります。めんの量でエネルギーのコントロールをしましょう（33㌻参照）。

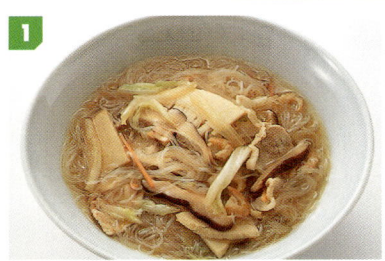

1 汁ビーフン **477** kcal
塩分 4.2g

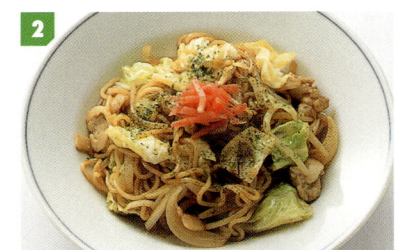

2 ソース焼きそば **505** kcal
塩分 2.5g

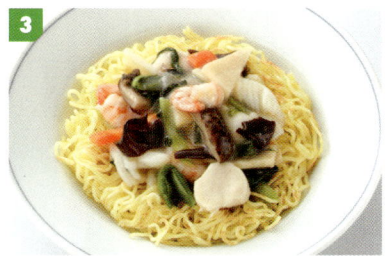

3 あんかけ焼きそば **517** kcal
塩分 3.6g

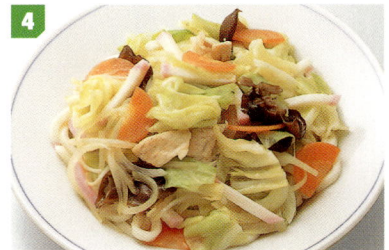

4 皿うどん **555** kcal
塩分 5.4g

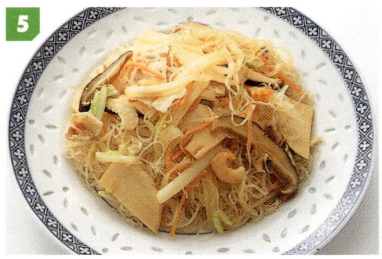

5 焼きビーフン **627** kcal
塩分 3.0g

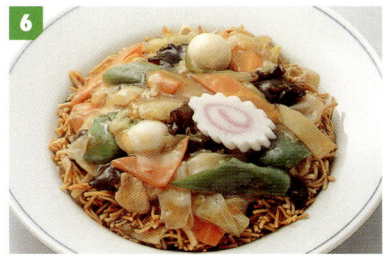

6 あんかけかた焼きそば **918** kcal
塩分 5.1g

中華料理（ごはん料理）

> **Point!** 中華丼やチャーハンは、炭水化物と油脂が多いので、できるだけ具材を多く使っているものを選ぶか、野菜料理を1品追加しましょう。チャーハンは何人かで分けるとよいでしょう。

1

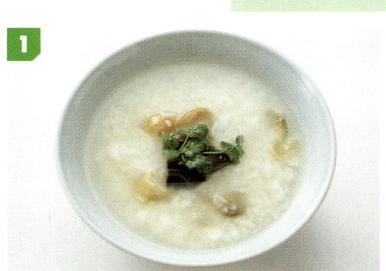

中華がゆ　**185** kcal
※五分がゆは 450g=162kcal　　塩分 1.3g

2

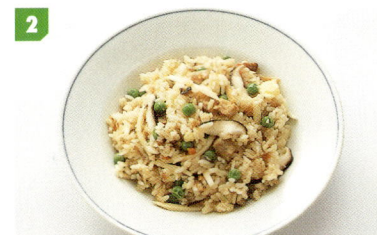

五目チャーハン　**703** kcal
※ごはんは 280g=470kcal　　塩分 2.9g

3

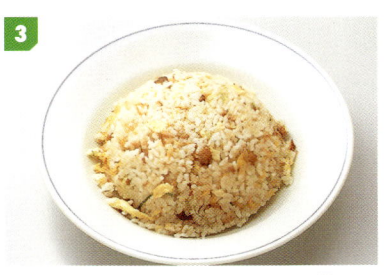

チャーハン　**754** kcal
※ごはんは 280g=470kcal　　塩分 2.6g

4

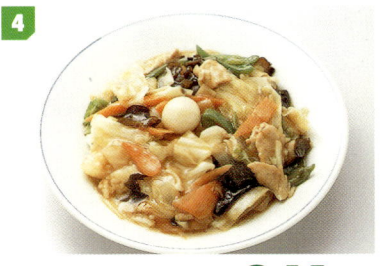

中華丼　**841** kcal
※ごはんは 280g=470kcal　　塩分 2.8g

ラーメン　チャーハン　焼きギョーザ
443 ＋ 754 ＋ 423 ＝ **1620** kcal

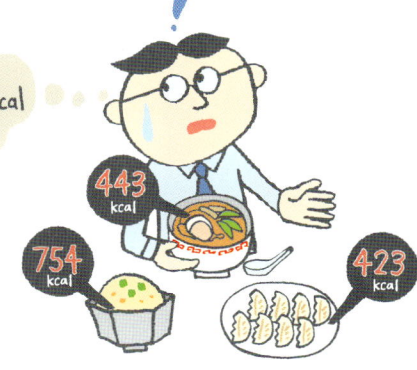

外食編

テイクアウト編

居酒屋編

喫茶店・間食編

中華料理（単品）

1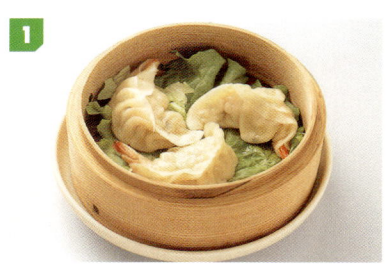
エビ蒸しギョーザ　**144** kcal
塩分 1.9g

2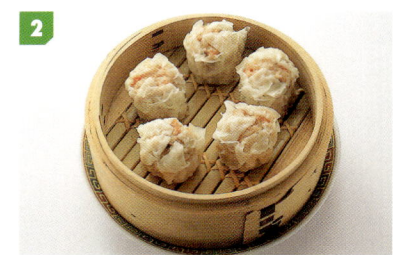
エビシューマイ　**179** kcal
塩分 1.7g

3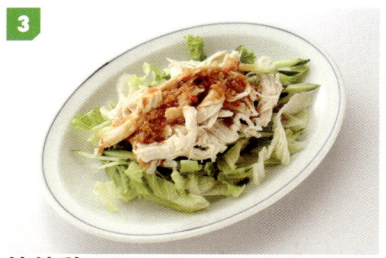
棒棒鶏（バンバンジー）　**230** kcal
塩分 1.6g

4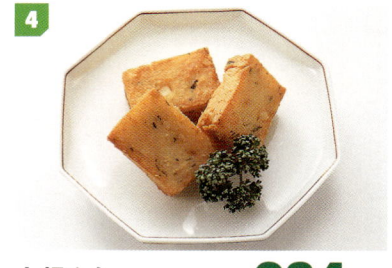
大根もち　**234** kcal
塩分 0.3g

5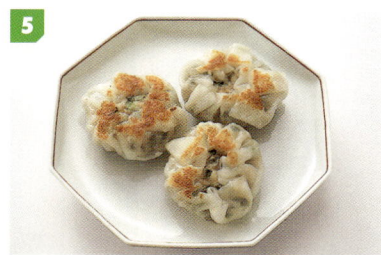
にらまんじゅう　**259** kcal
塩分 0.9g

6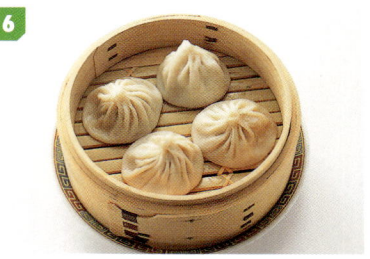
小籠包　**274** kcal
塩分 0.7g

> **Point!**
> 野菜をかなり使っているものもありますが、肉の脂身をプラスしてコクを出しているものが多いので要注意。主食に近いものなので、めん料理やごはん物といっしょに食べるのは控えましょう。

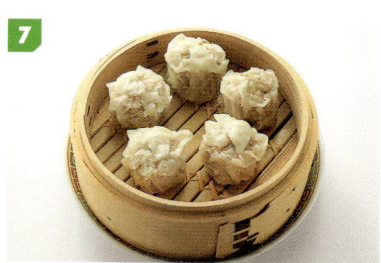

7 肉シューマイ **282** kcal
塩分 1.5g

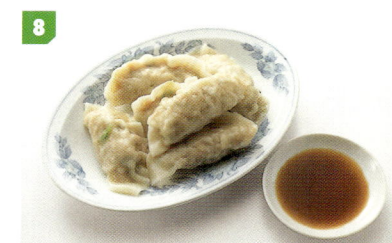

8 水ギョーザ **303** kcal
※たれ 15g、塩分 1.3g 含む　塩分 2.6g

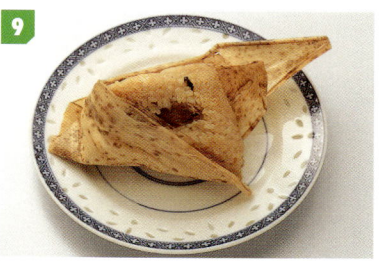

9 中華ちまき **310** kcal
塩分 1.4g

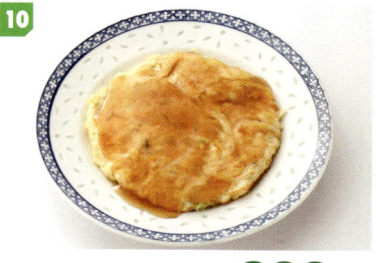

10 カニたま **339** kcal
塩分 2.0g

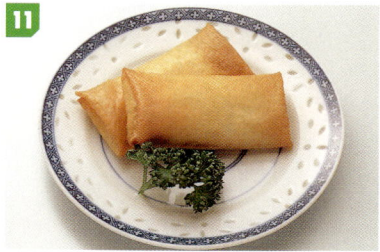

11 春巻き **369** kcal
塩分 1.1g

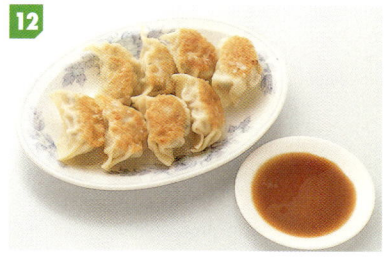

12 焼きギョーザ **423** kcal
※たれ 18g、塩分 1.8g 含む　塩分 3.3g

メタボ撃退アドバイス
ごはんの量とエネルギー

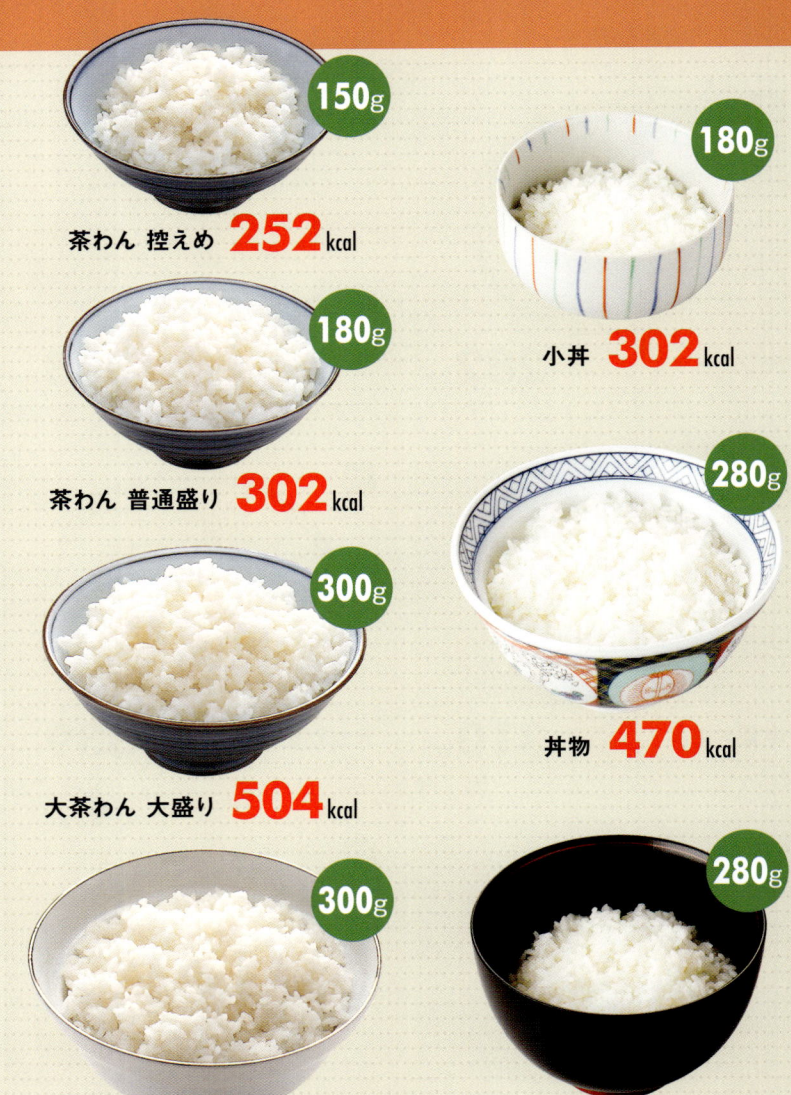

茶わん 控えめ　150g　**252** kcal

茶わん 普通盛り　180g　**302** kcal

大茶わん 大盛り　300g　**504** kcal

丼　300g　**504** kcal

小丼　180g　**302** kcal

丼物　280g　**470** kcal

ちらしずし　280g　**470** kcal

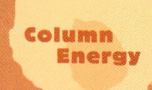

ごはん抜きダイエットなんてもってのほか！
主食ですから昼食にはしっかり食べましょう。
男性は 200〜250g（320〜400kcal）が適量です。

＊すべて精白米ごはんのデータ

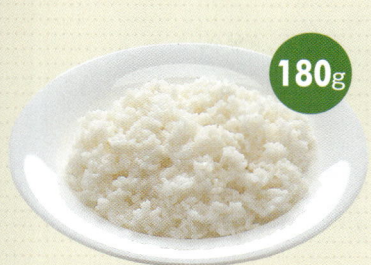

洋皿 普通盛り **302**kcal

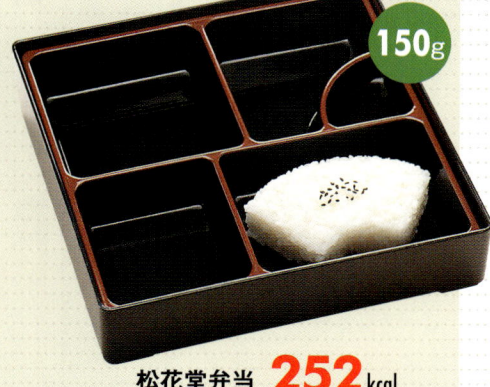

松花堂弁当 **252**kcal

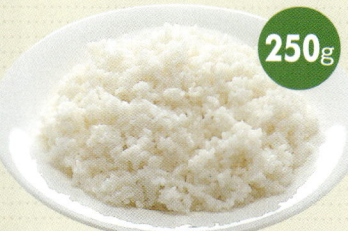

洋皿 大盛り **420**kcal

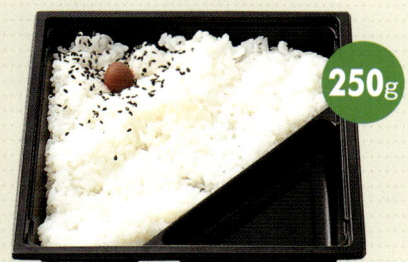

弁当 **420**kcal

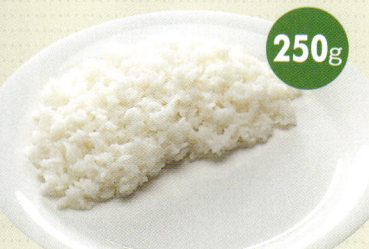

カレー **420**kcal

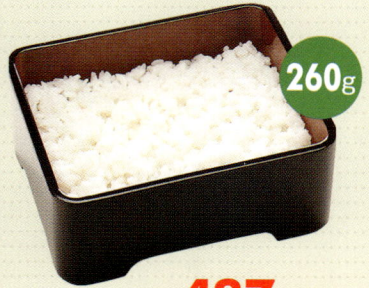

重箱 **437**kcal

メタボ撃退アドバイス
めん類の量とエネルギー

めん類は主食です。男性は1食に320～400kcal程度が適量。
この量では足りないという人は、具が多いものを選んだり、野菜料理を追加して。

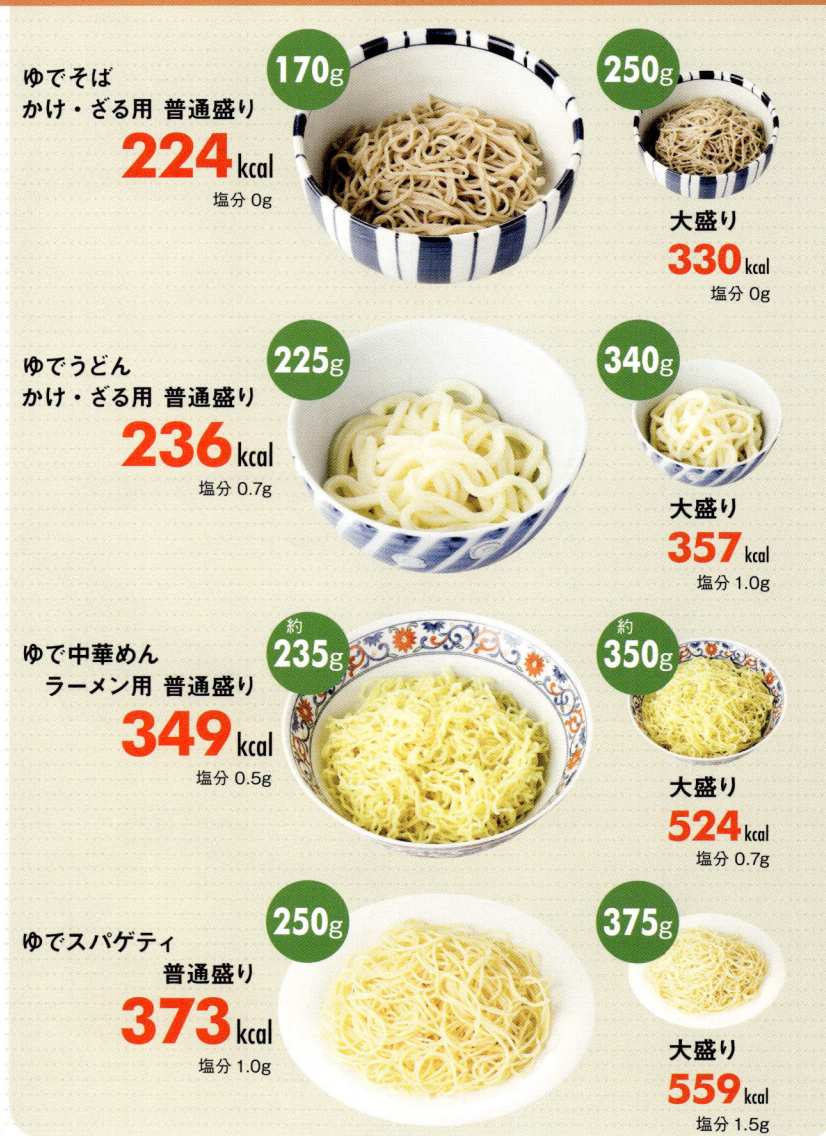

ゆでそば
かけ・ざる用 普通盛り　170g
224 kcal
塩分 0g

250g
大盛り
330 kcal
塩分 0g

ゆでうどん
かけ・ざる用 普通盛り　225g
236 kcal
塩分 0.7g

340g
大盛り
357 kcal
塩分 1.0g

ゆで中華めん
ラーメン用 普通盛り　約235g
349 kcal
塩分 0.5g

約350g
大盛り
524 kcal
塩分 0.7g

ゆでスパゲティ
普通盛り　250g
373 kcal
塩分 1.0g

375g
大盛り
559 kcal
塩分 1.5g

調理別中華めんの エネルギー

Column Energy

めんをどのように調理するかで、同じ量のめんでも大幅にエネルギーが変わります。料理を選ぶときは調理法にも注目してください。

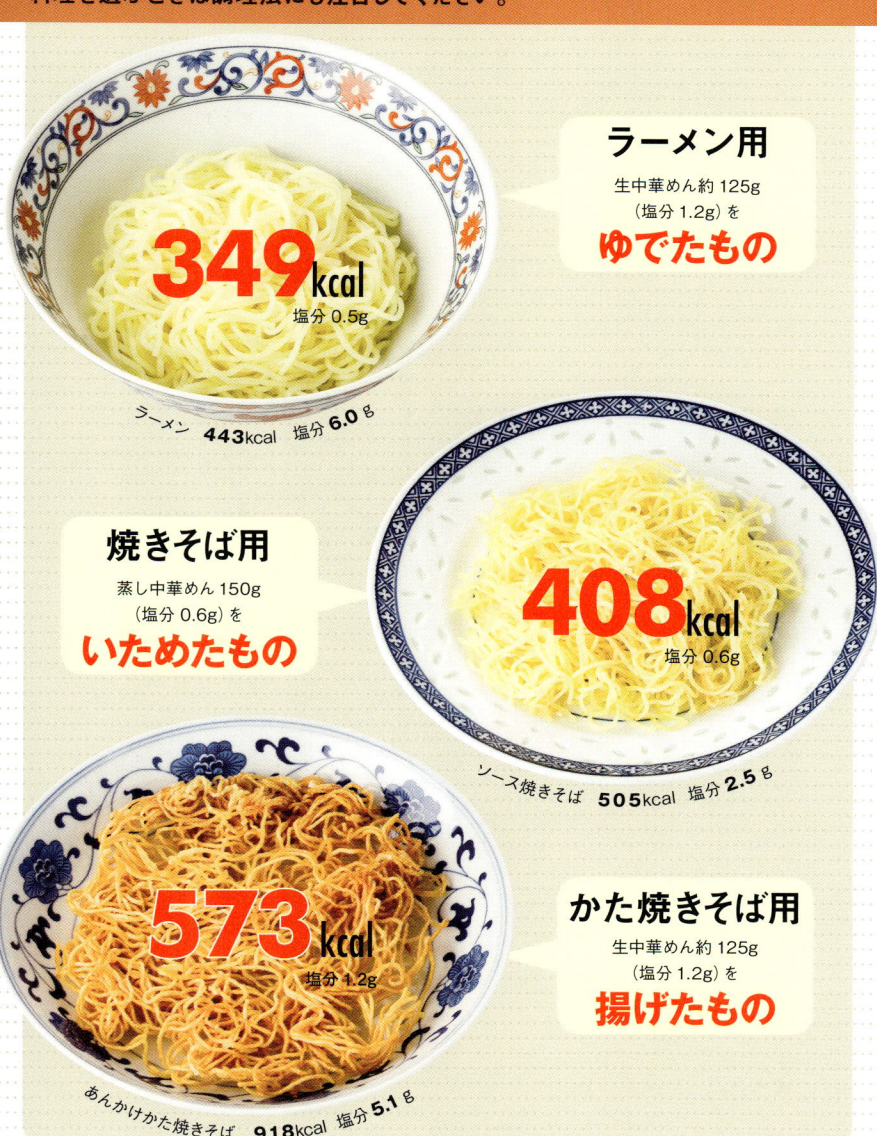

ラーメン用
生中華めん約125g（塩分1.2g）を
ゆでたもの

349kcal 塩分 0.5g

ラーメン 443kcal 塩分 6.0g

焼きそば用
蒸し中華めん150g（塩分0.6g）を
いためたもの

408kcal 塩分 0.6g

ソース焼きそば 505kcal 塩分 2.5g

かた焼きそば用
生中華めん約125g（塩分1.2g）を
揚げたもの

573kcal 塩分 1.2g

あんかけかた焼きそば 918kcal 塩分 5.1g

> メタボ撃退アドバイス

すしめしのエネルギー

すしめしは、にぎったり型に入れたりして形作るので、見た目より重量があります。
個数を決めて食べましょう。塩分も含んでいることをお忘れなく。

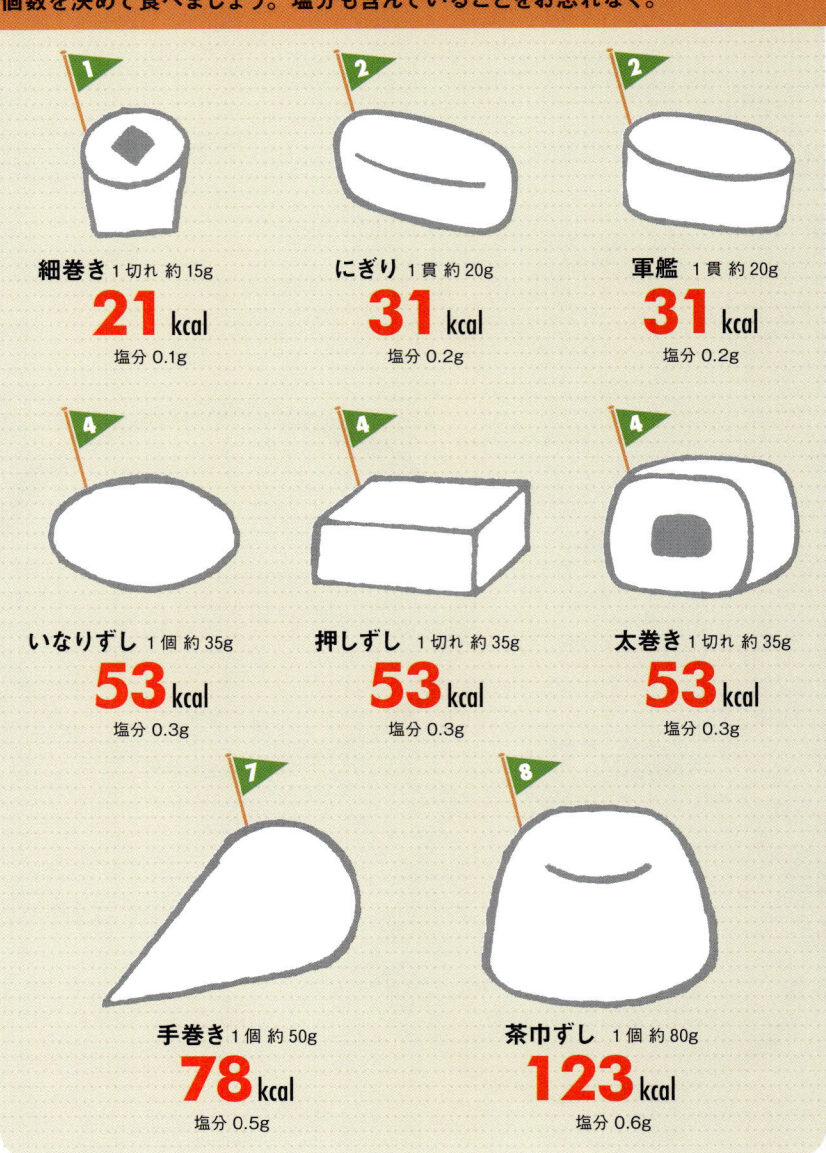

細巻き 1切れ 約15g
21 kcal
塩分 0.1g

にぎり 1貫 約20g
31 kcal
塩分 0.2g

軍艦 1貫 約20g
31 kcal
塩分 0.2g

いなりずし 1個 約35g
53 kcal
塩分 0.3g

押しずし 1切れ 約35g
53 kcal
塩分 0.3g

太巻き 1切れ 約35g
53 kcal
塩分 0.3g

手巻き 1個 約50g
78 kcal
塩分 0.5g

茶巾ずし 1個 約80g
123 kcal
塩分 0.6g

すしねたのエネルギー

Column Energy

すしねたは種類によってエネルギーに幅があるので、バラエティーに富んだ選び方をするのがコツ。

すしねた ＋ すしめし 31kcal ＝ 1貫分エネルギー

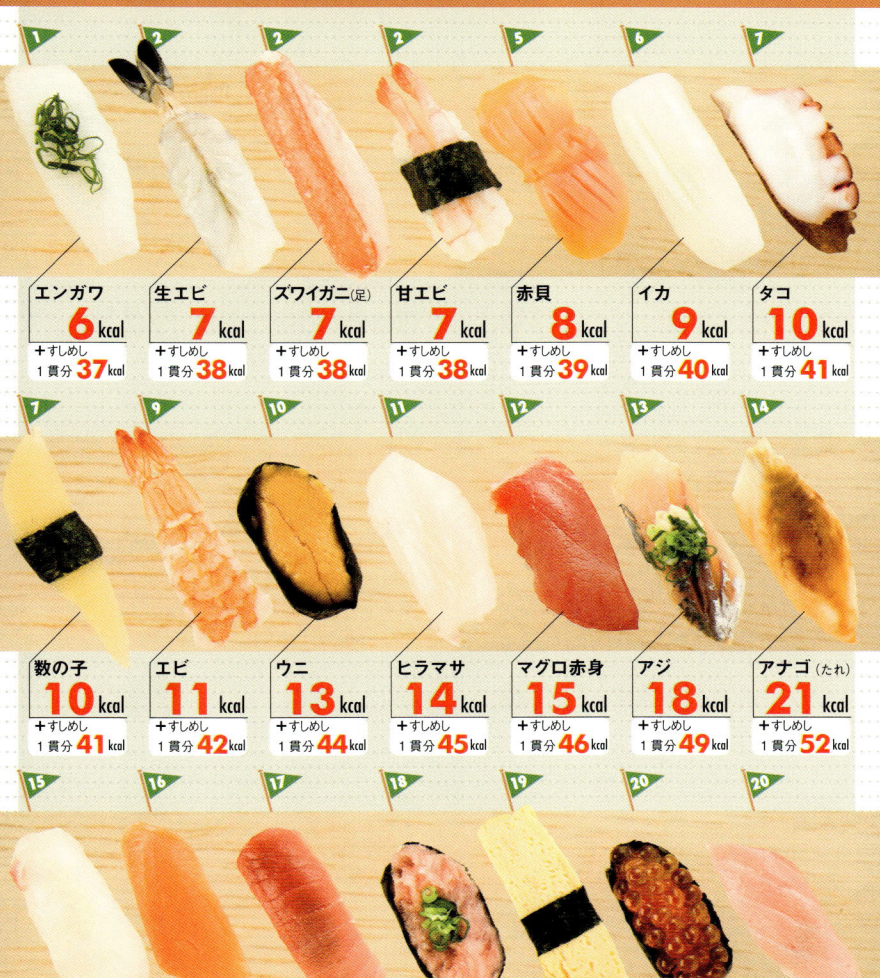

1. エンガワ 6kcal ＋すしめし 1貫分 37kcal
2. 生エビ 7kcal ＋すしめし 1貫分 38kcal
3. ズワイガニ(足) 7kcal ＋すしめし 1貫分 38kcal
4. 甘エビ 7kcal ＋すしめし 1貫分 38kcal
5. 赤貝 8kcal ＋すしめし 1貫分 39kcal
6. イカ 9kcal ＋すしめし 1貫分 40kcal
7. タコ 10kcal ＋すしめし 1貫分 41kcal

7. 数の子 10kcal ＋すしめし 1貫分 41kcal
9. エビ 11kcal ＋すしめし 1貫分 42kcal
10. ウニ 13kcal ＋すしめし 1貫分 44kcal
11. ヒラマサ 14kcal ＋すしめし 1貫分 45kcal
12. マグロ赤身 15kcal ＋すしめし 1貫分 46kcal
13. アジ 18kcal ＋すしめし 1貫分 49kcal
14. アナゴ(たれ) 21kcal ＋すしめし 1貫分 52kcal

15. タイ 23kcal ＋すしめし 1貫分 54kcal
16. サーモン 24kcal ＋すしめし 1貫分 55kcal
17. 中とろ 28kcal ＋すしめし 1貫分 59kcal
18. ねぎとろ 35kcal ＋すしめし 1貫分 66kcal
19. 卵 38kcal ＋すしめし 1貫分 69kcal
20. イクラ 41kcal ＋すしめし 1貫分 72kcal
20. 大とろ 41kcal ＋すしめし 1貫分 72kcal

洋風定食

バター 10g をつけると **75**kcal、塩分 0.2g プラス
ドレッシング 15g（大さじ1）をかけると **61**kcal、塩分 0.5g プラス

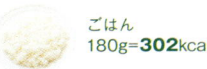
ごはん
180g=**302**kcal

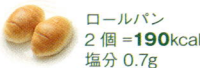
ロールパン
2個=**190**kcal
塩分 0.7g

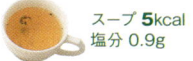
スープ **5**kcal
塩分 0.9g

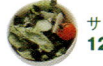
サラダ
12kcal

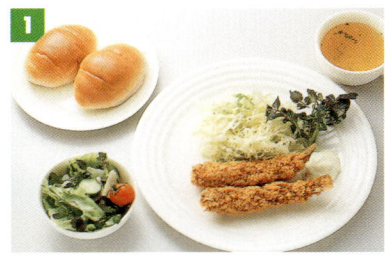

1 エビフライ定食　**499**kcal
塩分 2.7g

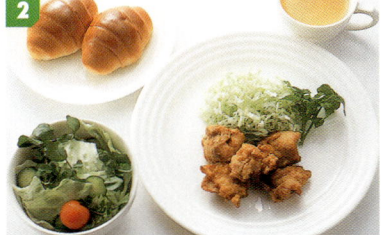

2 鶏肉のから揚げ定食　**543**kcal
塩分 2.7g

3 サケのムニエル定食　**544**kcal
塩分 3.3g

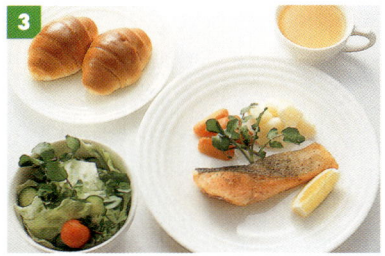

4 ハンバーグステーキ定食　**712**kcal
塩分 3.5g

5 カキフライ定食　**720**kcal
塩分 4.1g

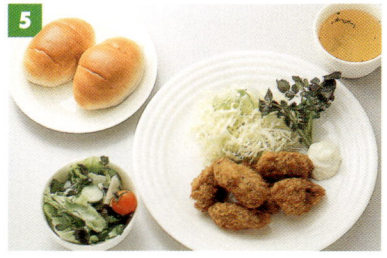

6 メンチカツ定食　**731**kcal
塩分 3.0g

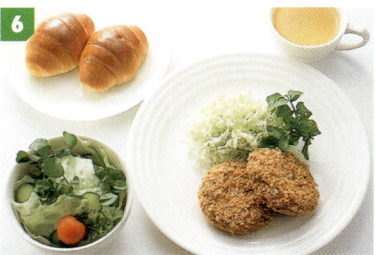

Point!
フライ物はかなり高エネルギー。揚げ物は衣の薄いから揚げのようなものを選び、レモンなどで食べるようにしましょう。同じエネルギーならば主食をごはんにしたほうが、パンやパスタに比べて脂質が少ないうえに塩分も控えることができます。

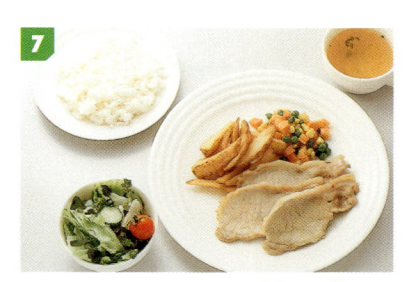

7 ポークソテー定食 763 kcal
塩分 2.9g

8 カニクリームコロッケ定食 799 kcal
塩分 2.3g

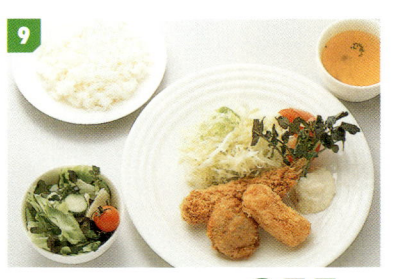

9 ミックスフライ定食 855 kcal
塩分 2.5g

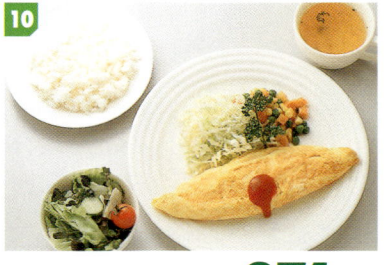

10 オムレツ定食 871 kcal
塩分 3.4g

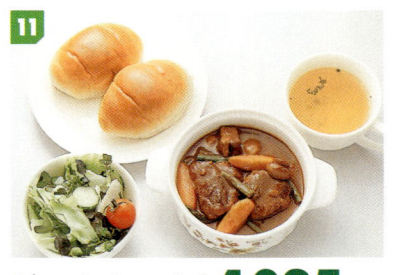

11 ビーフシチュー定食 1025 kcal
塩分 4.0g

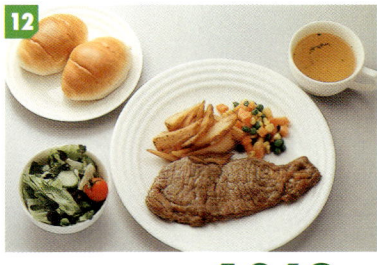

12 ステーキ定食 1062 kcal
塩分 4.9g

外食編 | テイクアウト編 | 居酒屋編 | 喫茶店・間食編

ハンバーグ

肉はいずれも100g

Point! ひき肉料理は脂質が多く、エネルギーは高め。和風だからといって低エネルギーというわけではありません。つけ合わせの野菜はきちんと食べ、主食には脂質の少ないごはんがおすすめです。

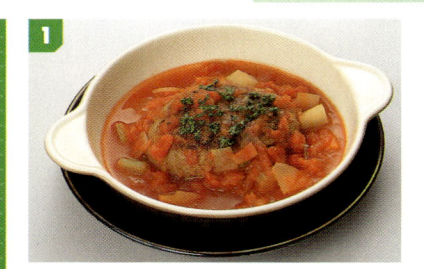

1 煮込みハンバーグ　**381** kcal　塩分 2.3g

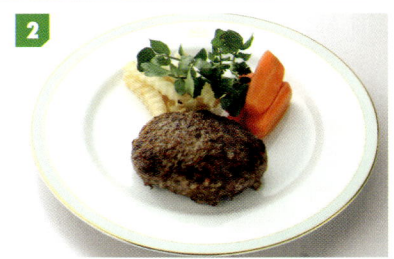

2 ハンバーグステーキ　**437** kcal　塩分 1.4g

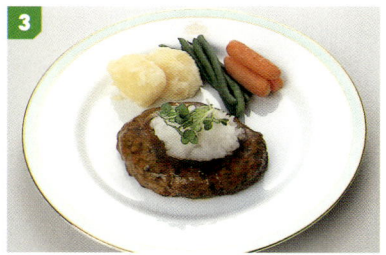

3 和風ハンバーグ（大根おろし）　**441** kcal　塩分 2.6g

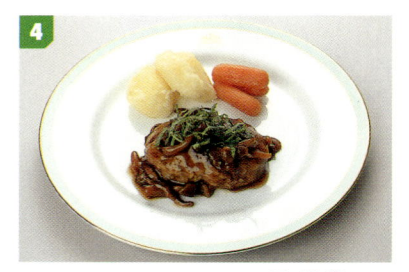

4 照り焼きハンバーグ　**448** kcal　塩分 2.4g

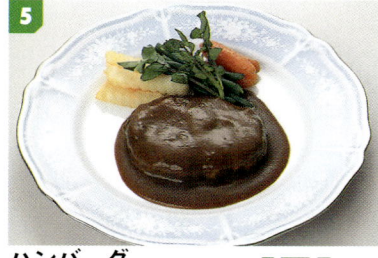

5 ハンバーグ（デミグラスソース）　**471** kcal　塩分 2.0g

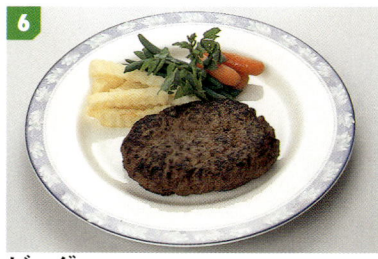

6 ビッグハンバーグステーキ　**618** kcal　※肉は160g　塩分 2.0g

ステーキ　ソテーほか

肉はいずれも200g

Point! 肉の部位で選ぶことが大きなポイント。脂質の少ないヒレ肉やもも肉がおすすめ。鶏肉は皮が高エネルギーなので皮を残せば3分の2ぐらいのエネルギーになります。

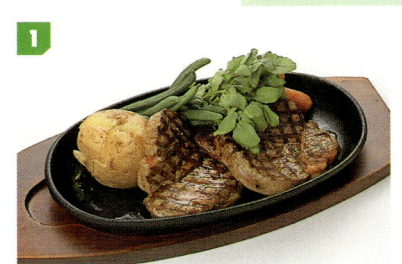

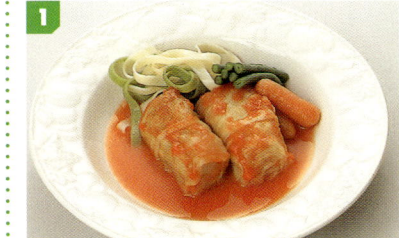

1 ヒレステーキ　507 kcal
塩分 3.4g

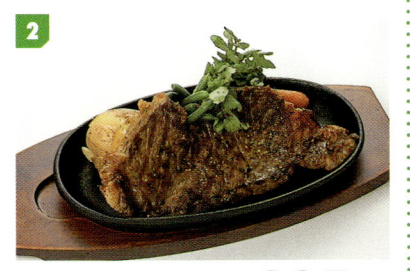

2 サーロインステーキ　805 kcal
塩分 3.4g

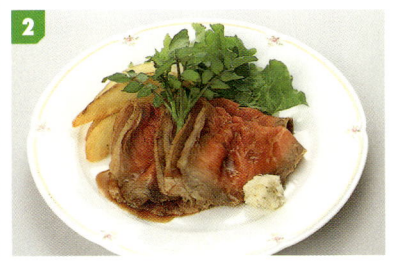

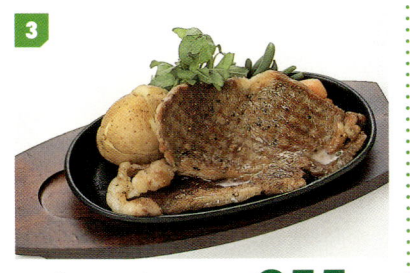

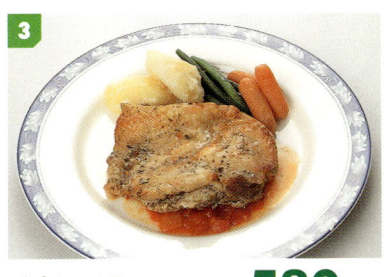

3 リブステーキ　955 kcal
塩分 3.4g

1 ロールキャベツ　264 kcal
塩分 2.0g

2 ローストビーフ　288 kcal
塩分 1.8g

3 チキンソテー　580 kcal
塩分 3.9g

外食編 / テイクアウト編 / 居酒屋編 / 喫茶店・間食編

ドリア・ピラフ・グラタン ライス料理

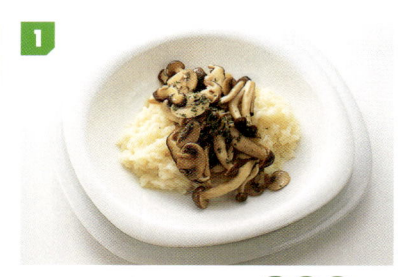

1 きのこリゾット **382** kcal
※ごはんは 150g=252kcal　塩分 2.7g

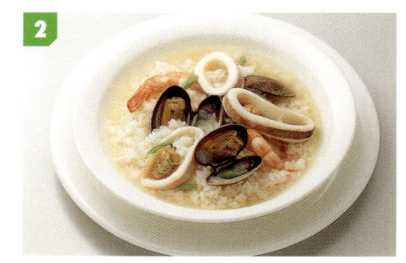

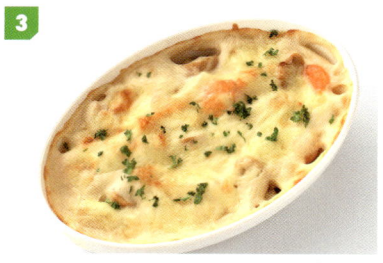

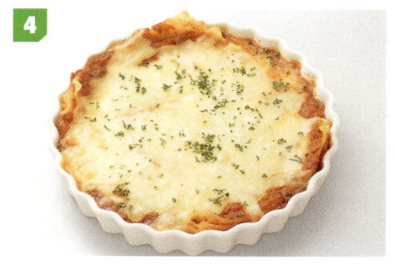

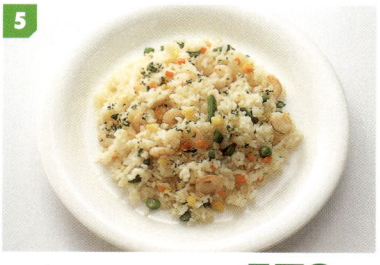

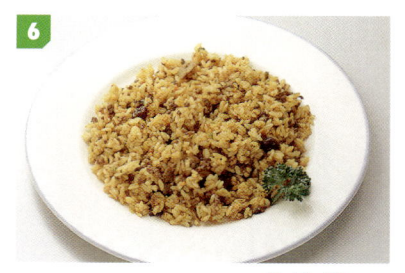

2 シーフードリゾット **459** kcal
※ごはんは 150g=252kcal　塩分 3.3g

3 エビグラタン **560** kcal
塩分 3.1g

4 ラザニア **561** kcal
塩分 2.9g

5 エビピラフ **573** kcal
※ごはんは 250g=420kcal　塩分 2.5g

6 ドライカレー **615** kcal
※ごはんは 250g=420kcal　塩分 2.5g

Point! 野菜がほとんどとれず、油が多く穀物主体なので、野菜料理を1品加えたり、具が魚介やきのこ、芋のものにして、食べる量も調節しましょう。ホワイトソースは高エネルギーですが、男性に不足しがちなカルシウムがとれるのは魅力的。

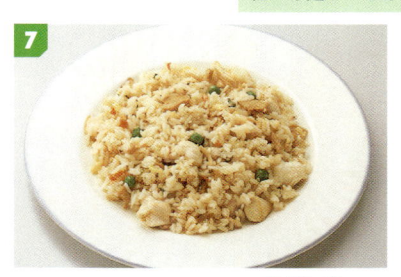

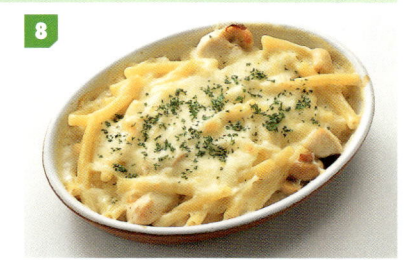

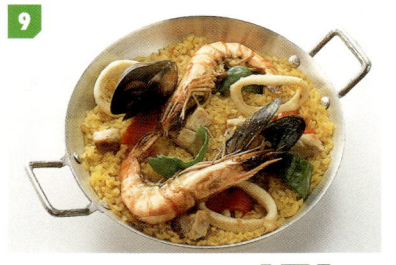

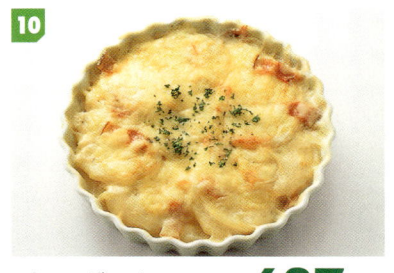

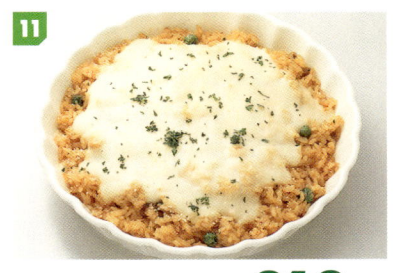

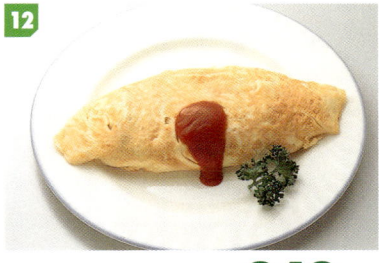

7 チキンピラフ **636** kcal
※ごはんは 250g=420kcal　　塩分 2.5g

8 チキングラタン **647** kcal
塩分 2.9g

9 パエリヤ **671** kcal
※ごはんは 250g=420kcal　　塩分 2.6g

10 ポテトグラタン **687** kcal
塩分 3.6g

11 ドリア **813** kcal
※ごはんは 250g=420kcal　　塩分 3.4g

12 オムライス **843** kcal
※ごはんは 250g=420kcal　　塩分 3.8g

外食編　テイクアウト編　居酒屋編　喫茶店・間食編

スパゲティ

スパゲティはいずれもゆでて 250g=373kcal、塩分 1.0g

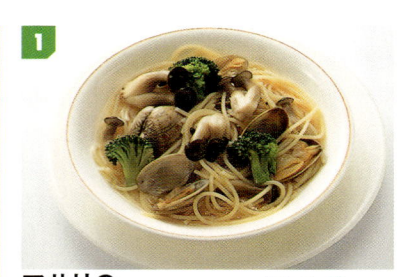

1 アサリの スープスパゲティ **518**kcal
塩分 2.5g

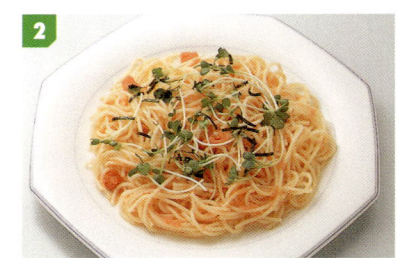

2 スパゲティ タラコ **524**kcal
塩分 2.4g

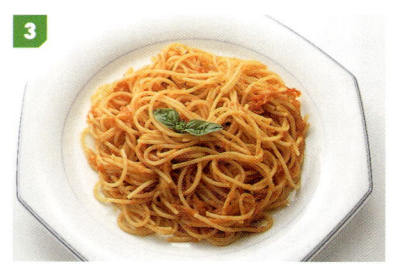

3 スパゲティ トマトソース **525**kcal
塩分 3.2g

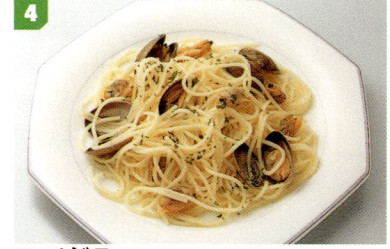

4 スパゲティ ボンゴレ **527**kcal
塩分 2.9g

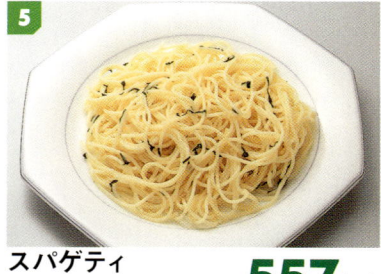

5 スパゲティ バジリコ **557**kcal
塩分 2.3g

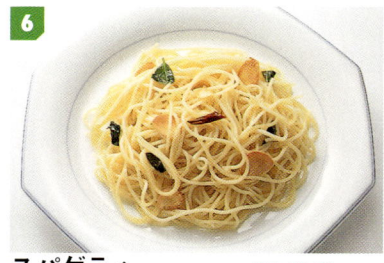

6 スパゲティ ペペロンチーノ **561**kcal
塩分 2.3g

> **Point!**
> クリーム系は生クリームがたっぷり使われているのでかなり高エネルギー。特に人気のカルボナーラはさらにチーズやベーコンなどが加わるので動物性脂肪が多めに。トマトベースのものや和風味で、魚介類や野菜がとれるものを選びましょう。

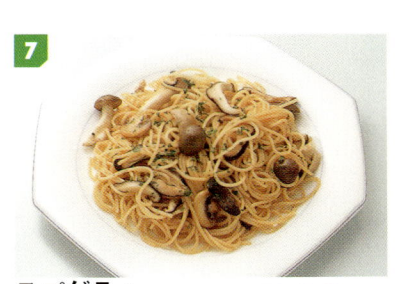

7 スパゲティ きのこ **563** kcal　塩分 2.5g

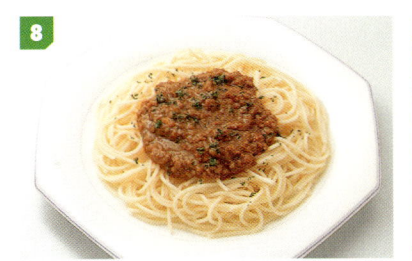

8 スパゲティ ミートソース **597** kcal　塩分 2.7g

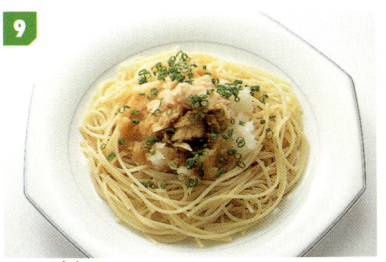

9 スパゲティ 和風ツナおろし **640** kcal　塩分 2.5g

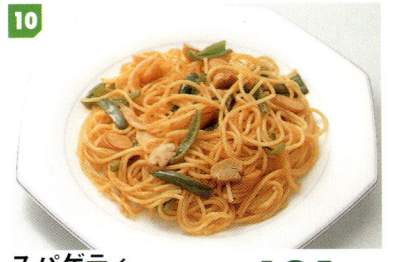

10 スパゲティ ナポリタン **691** kcal　塩分 2.8g

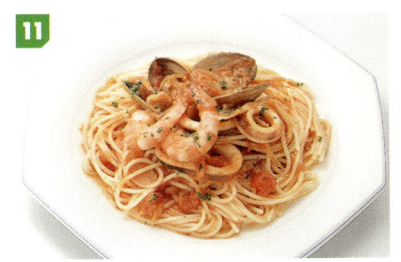

11 スパゲティ ペスカトーレ **731** kcal　塩分 3.3g

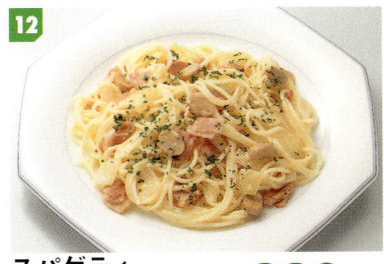

12 スパゲティ カルボナーラ **830** kcal　塩分 2.9g

外食編 | テイクアウト編 | 居酒屋編 | 喫茶店・間食編

カツ・揚げ物

中濃ソース 10g
（大さじ½強）
13kcal
塩分 0.6g

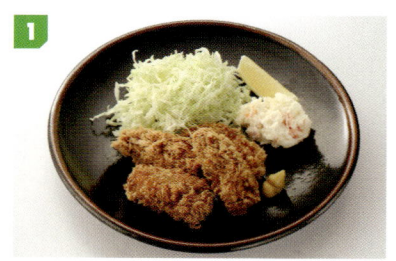

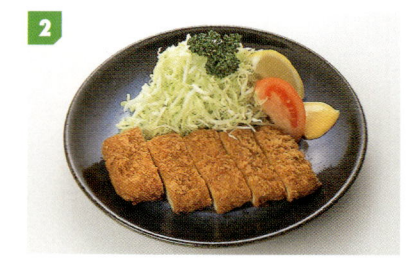

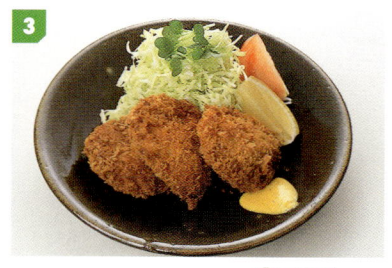

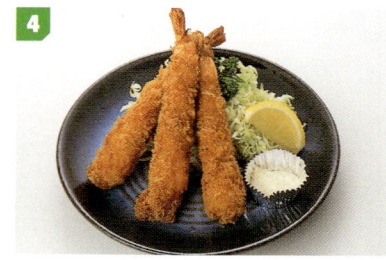

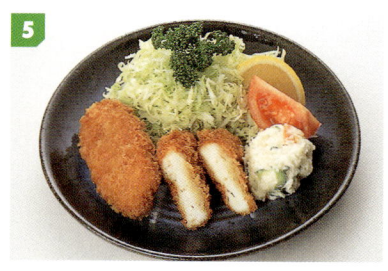

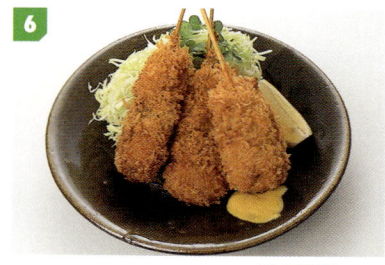

1
カキフライ **299** kcal
塩分 1.2g

2
ヒレカツ **310** kcal
塩分 0.8g

3
一口カツ（もも） **346** kcal
塩分 0.9g

4
エビフライ **351** kcal
塩分 1.3g

5
イカフライ **369** kcal
塩分 1.4g

6
串カツ **372** kcal
塩分 1.2g

> **Point!**
> 豚肉はロースよりヒレのほうが脂質が少なく低エネルギー。100gで150kcal＝ごはん100g（茶わん軽く1杯）程度低くなり、脂肪量の差なので脂質代謝異常の引き金になる動物性脂肪のとりすぎを防げます。ソースはかけるよりつけるほうが減塩（84㌻参照）。

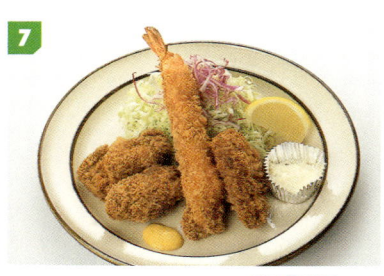

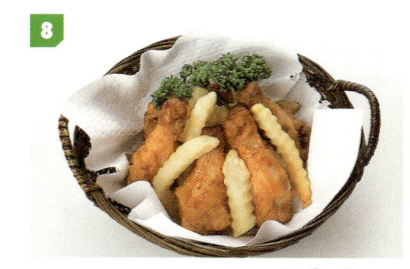

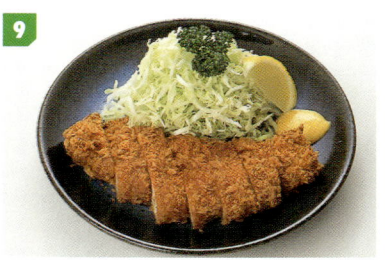

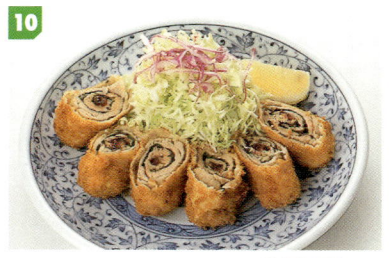

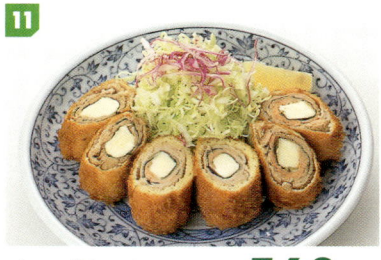

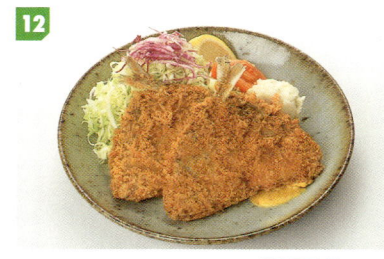

7 ミックスフライ 375kcal
塩分 1.5g

8 フライドチキン 430kcal
塩分 1.7g

9 ロースカツ 439kcal
塩分 0.8g

10 梅しそ巻きカツ 457kcal
塩分 4.3g

11 チーズ入りカツ 560kcal
塩分 1.8g

12 アジフライ 571kcal
塩分 1.5g

コロッケ

中濃ソース 10g
（大さじ½強）
13kcal
塩分 0.6g

Point!
じゃが芋にはビタミンCが豊富ですが、主成分は炭水化物なので、ごはんやパンは控えめに。クリームコロッケは生クリームやバターがたっぷり使われているので高エネルギーなのです。

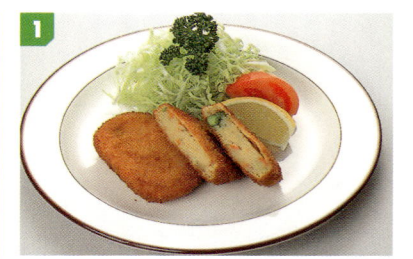

1 野菜コロッケ　**207** kcal
塩分 0.7g

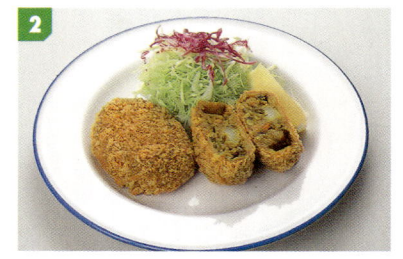

2 カレー風味コロッケ　**276** kcal
塩分 0.8g

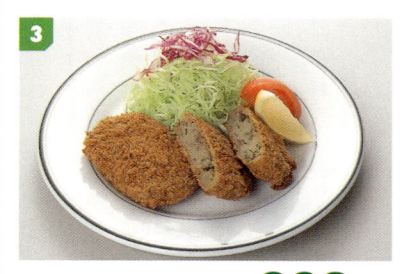

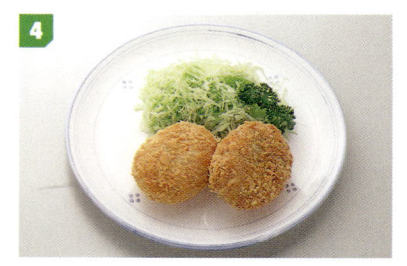

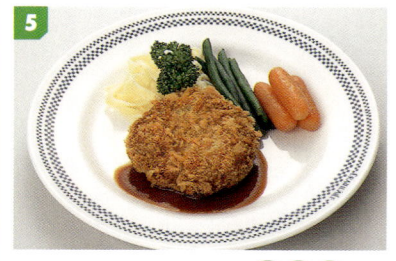

3 牛肉コロッケ　**293** kcal
塩分 0.8g

4 ポテトコロッケ　**305** kcal
塩分 0.5g

5 メンチカツ　**399** kcal
塩分 2.3g

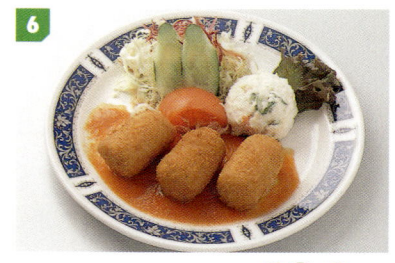

6 カニクリームコロッケ　**494** kcal
塩分 2.2g

焼き肉

Point! カルビやタンは脂質が多いので控えめにし、焼き野菜や包み野菜などでボリュームを出すくふうを。食べすぎを防ぐコツは最初にすべての注文をすませて楽しみながらゆっくり食べること。

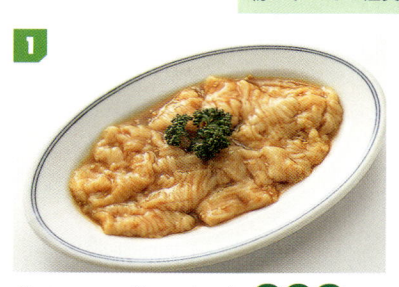

1
牛ホルモン（ミノ・たれ） **229** kcal
塩分 1.4g

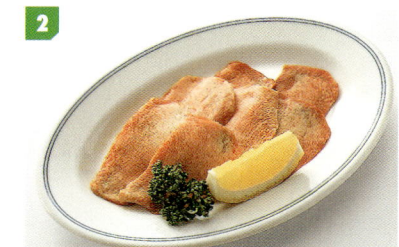

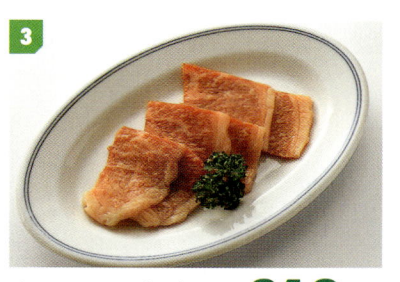

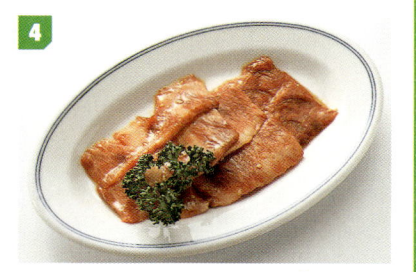

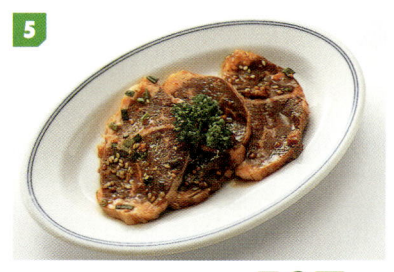

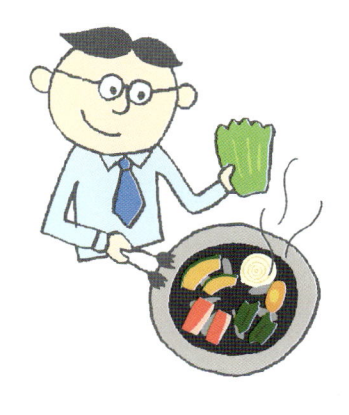

2
牛タン（塩） **270** kcal
塩分 1.4g

3
牛ロース肉（塩） **318** kcal
塩分 1.3g

4
牛カルビ肉（たれ） **501** kcal
塩分 1.4g

5
牛ハラミ肉（たれ） **507** kcal
塩分 1.4g

外食編 | テイクアウト編 | 居酒屋編 | 喫茶店・間食編

韓国料理

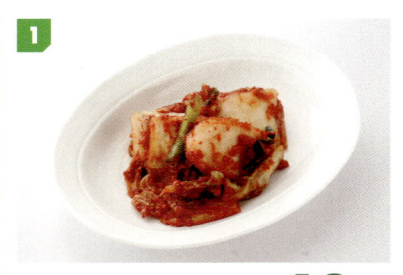

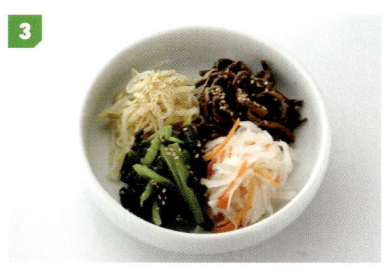

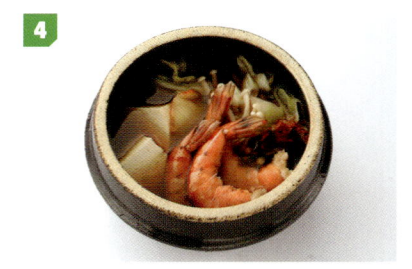

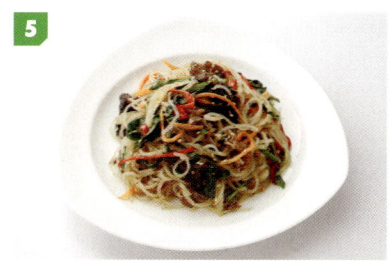

1 キムチ **18** kcal
塩分 0.9g

2 チョレギサラダ **46** kcal
塩分 0.7g

3 ナムル **106** kcal
塩分 1.7g

4 チゲ **173** kcal
塩分 2.3g

5 チャプチェ **188** kcal
塩分 1.7g

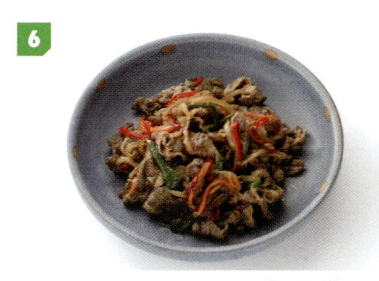

6 プルコギ **242** kcal
塩分 1.7g

> **Point!**
> 野菜を使っている料理が多いのでおすすめ。チゲはたんぱく質やビタミン類、食物繊維がとれます。減塩のためには汁は残しましょう。とうがらしは代謝を高め、体脂肪を作りにくくする効果がありますが、辛いとごはんやお酒がすすむので注意。

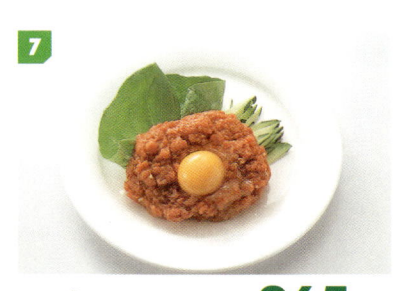

7 ユッケ　**265** kcal
塩分 1.4g

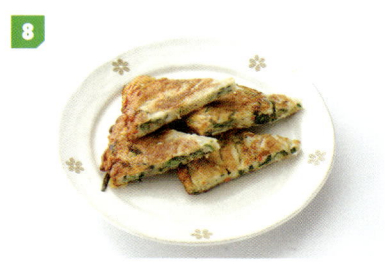

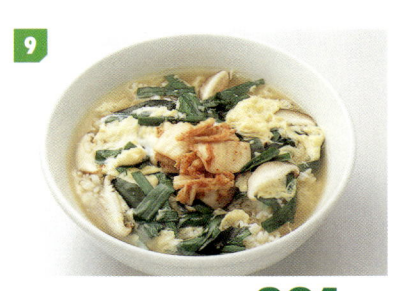

8 チヂミ　**273** kcal
塩分 1.6g

9 クッパ　**381** kcal
※ごはんは 150g=252kcal　塩分 2.9g

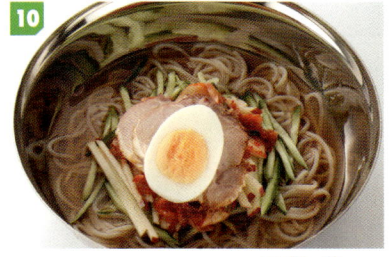

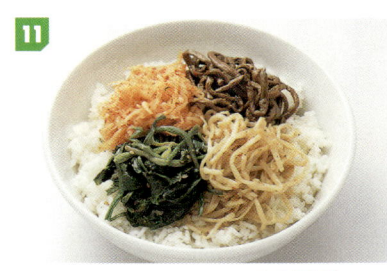

10 冷めん　**404** kcal
塩分 3.5g

11 ビビンバ　**550** kcal
※ごはんは 250g=420kcal　塩分 1.7g

外食編 | テイクアウト編 | 居酒屋編 | 喫茶店・間食編

エスニック

Point! 魚介類や野菜がたくさん食べられるのでおすすめ。ただし、いため物やカレーなどは意外に油を使っているので数人で分け合って食べるとよいでしょう。香辛料やハーブは減塩に効果的。

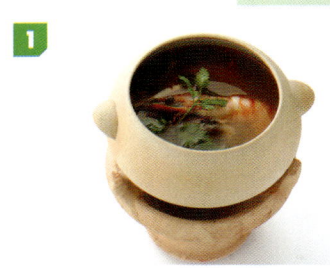

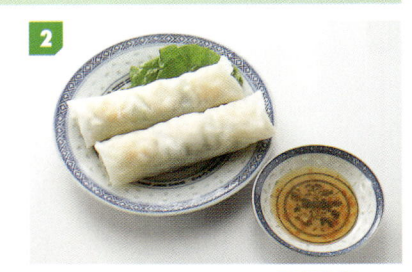

1 トムヤムクン 65kcal
塩分 1.1g

2 生春巻き 170kcal
※たれ大さじ1(15g)17kcal 塩分 0.5g　塩分 0.7g

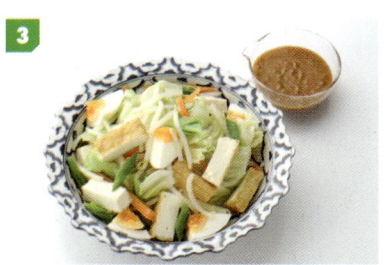

3 ガドガド(インドネシア風サラダ) 203kcal
※たれ大さじ1½(27g)83kcal 塩分 1.4g　塩分 1.5g

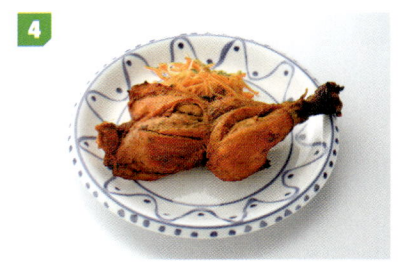

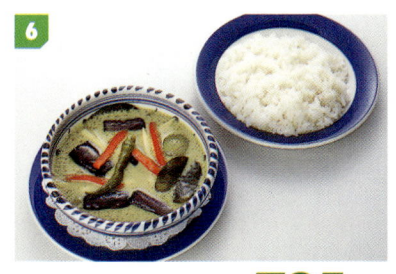

4 タンドリーチキン 274kcal
塩分 2.1g

5 フォー 458kcal
塩分 3.3g

6 タイカレー 795kcal
※ごはんは 250g=420kcal　塩分 2.9g

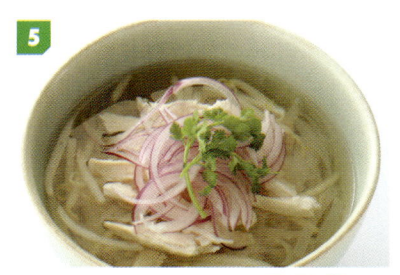

メタボ撃退アドバイス

中華料理(点心) 1個分エネルギー

Column Energy

点心のエネルギーは、蒸したもの＜いためたもの＜揚げたものという傾向にあります。

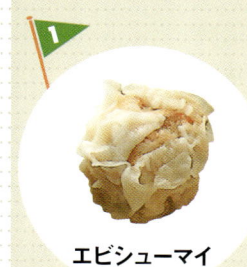

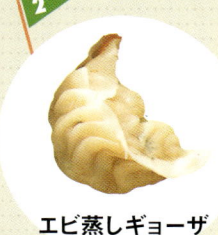

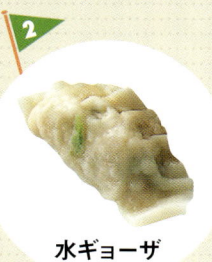

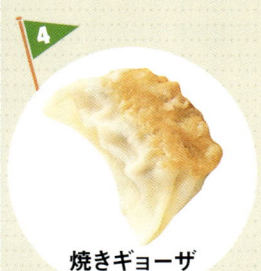

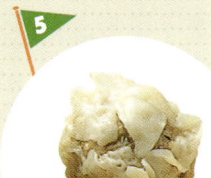

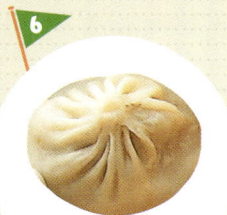

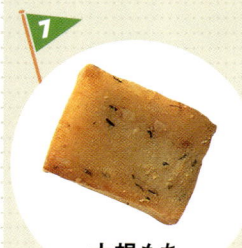

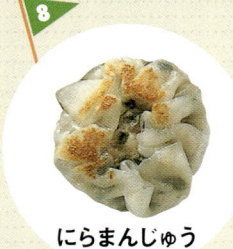

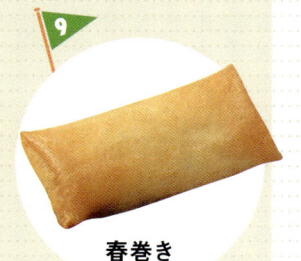

1. エビシューマイ
36 kcal

2. エビ蒸しギョーザ
48 kcal

2. 水ギョーザ
48 kcal

4. 焼きギョーザ
50 kcal

5. 肉シューマイ
56 kcal

6. 小籠包
69 kcal

7. 大根もち
78 kcal

8. にらまんじゅう
86 kcal

9. 春巻き
185 kcal

メタボ撃退アドバイス
めん類の具のエネルギー

めん類は、のせる具によってエネルギーが変わります。
いためたものや揚げたものは必然とエネルギーが高くなりますが、野菜の具はおすすめです。

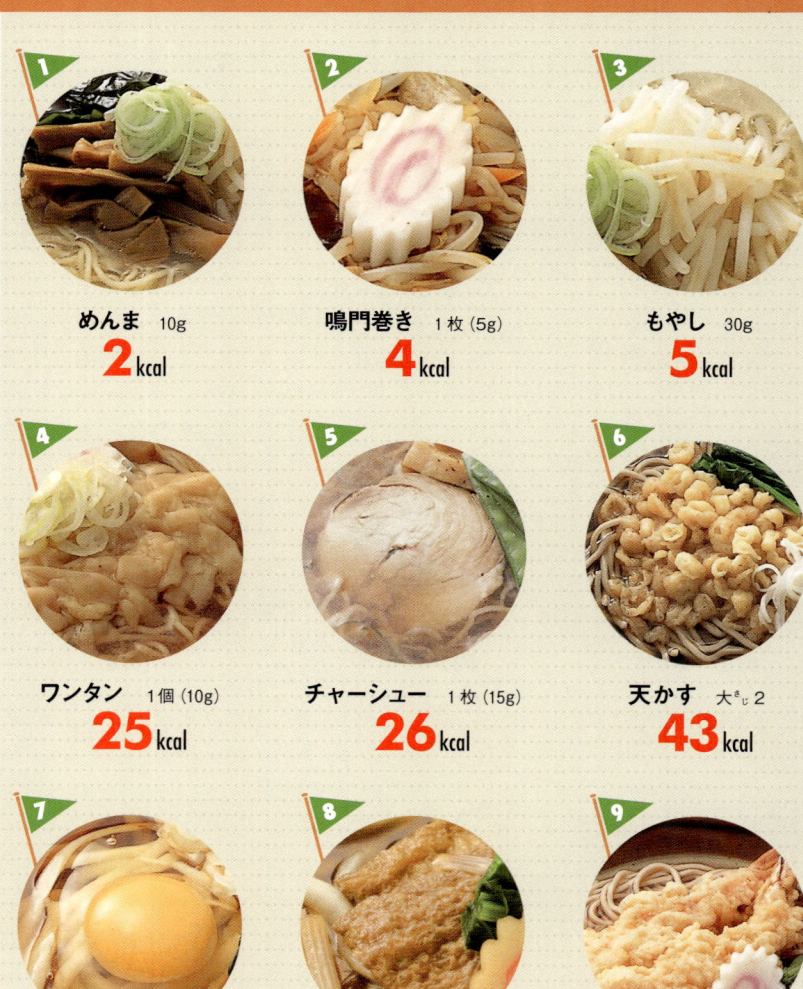

1 めんま 10g
2 kcal

2 鳴門巻き 1枚(5g)
4 kcal

3 もやし 30g
5 kcal

4 ワンタン 1個(10g)
25 kcal

5 チャーシュー 1枚(15g)
26 kcal

6 天かす 大さじ2
43 kcal

7 卵 1個(50g)
76 kcal

8 油揚げの甘煮 1枚
115 kcal

9 エビ天 2本
167 kcal

洋食のつけ合わせのエネルギー

Column Energy

洋食の料理にお飾りのように盛ってあるつけ合わせですが、野菜や芋なので栄養バランスのために残さずに食べましょう。

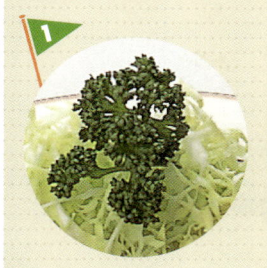

1 パセリ　1本（3g）
1 kcal

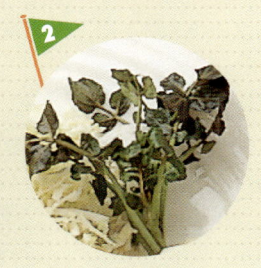

2 クレソン　1本（5g）
1 kcal

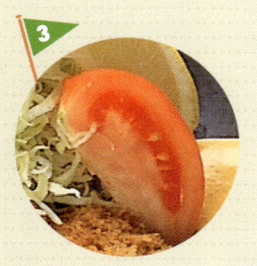

3 トマト　1切れ（25g）
5 kcal

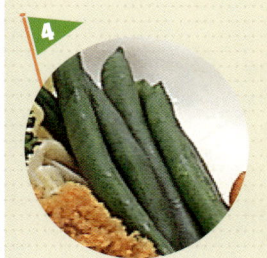

4 さやいんげん（塩ゆで）　30g
7 kcal

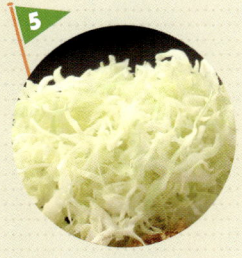

5 せん切りキャベツ　40g
9 kcal

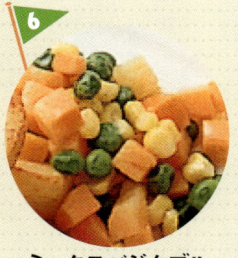

6 ミックスベジタブル（バターいため）　20g
23 kcal

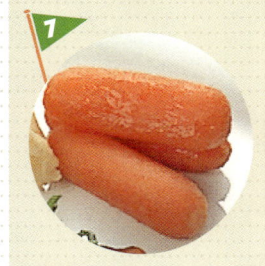

7 にんじんのグラッセ　30g
28 kcal

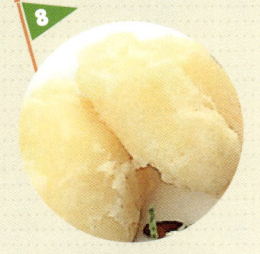

8 粉吹き芋　50g
38 kcal

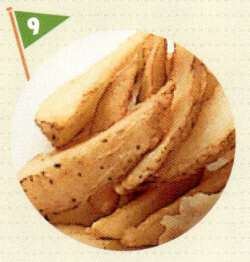

9 ポテトフライ　30g
66 kcal

メタボ撃退アドバイス

ドレッシングのエネルギー
※表示エネルギーはドレッシングのみ

サラダバーなどでドレッシングはかけすぎないように。
油が主材料ですから、エネルギーが高く、塩分のとりすぎにもなります。

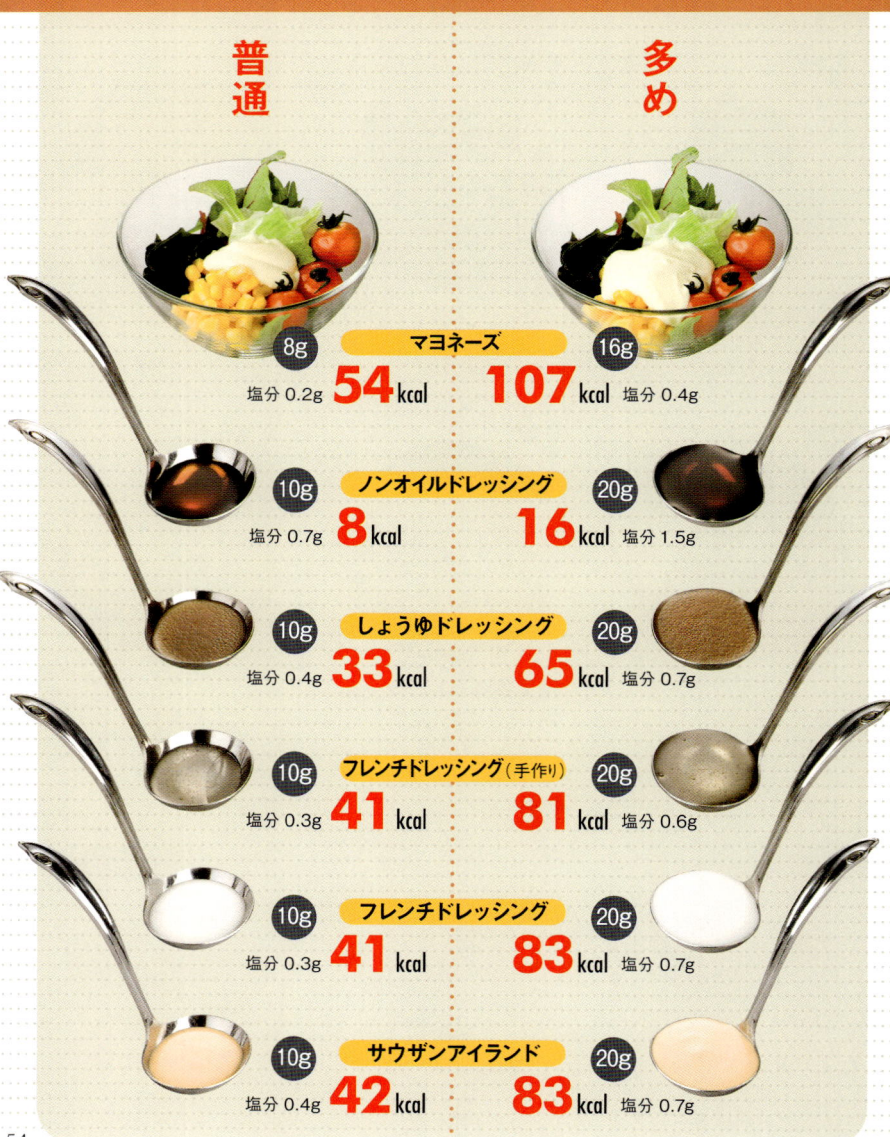

普通 / 多め

マヨネーズ
- 8g 塩分 0.2g **54** kcal
- 16g **107** kcal 塩分 0.4g

ノンオイルドレッシング
- 10g 塩分 0.7g **8** kcal
- 20g **16** kcal 塩分 1.5g

しょうゆドレッシング
- 10g 塩分 0.4g **33** kcal
- 20g **65** kcal 塩分 0.7g

フレンチドレッシング（手作り）
- 10g 塩分 0.3g **41** kcal
- 20g **81** kcal 塩分 0.6g

フレンチドレッシング
- 10g 塩分 0.3g **41** kcal
- 20g **83** kcal 塩分 0.7g

サウザンアイランド
- 10g 塩分 0.4g **42** kcal
- 20g **83** kcal 塩分 0.7g

パンのエネルギー

シンプルパンは、ごはん同様主食です。
塗るバターの量にも気をつけてください。

Column Energy

● バター 8g　塩分 0.2g　**60** kcal

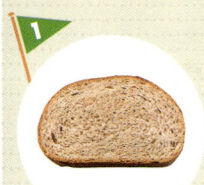

1. ライ麦パン
1枚（25g）
塩分 0.3g
66 kcal

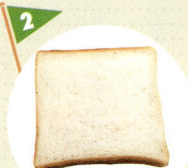

2. 食パン
12枚切り1枚（30g）
塩分 0.4g
79 kcal

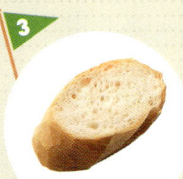

3. フランスパン
1切れ（30g）
塩分 0.5g
84 kcal

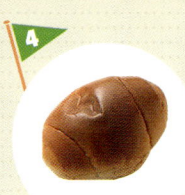

4. ロールパン
1個（30g）
塩分 0.4g
95 kcal

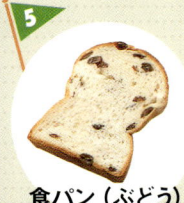

5. 食パン（ぶどう）
1枚（40g）
塩分 0.4g
108 kcal

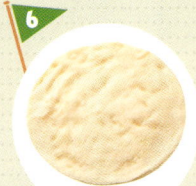

6. ピザ台
12枚切り（50g）
塩分 0.7g
134 kcal

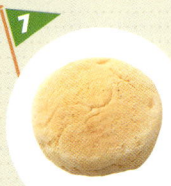

7. イングリッシュマフィン
1個（60g）
塩分 0.7g
137 kcal

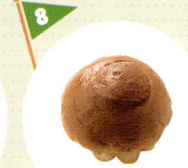

8. ブリオッシュ
1個（35g）
塩分 0.7g
151 kcal

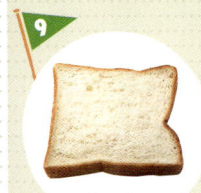

9. 食パン
6枚切り1枚（60g）
塩分 0.8g
158 kcal

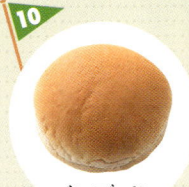

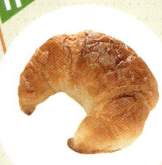

10. バンズパン
1個（60g）
塩分 0.8g
159 kcal

11. クロワッサン
1個（40g）
塩分 0.5g
179 kcal

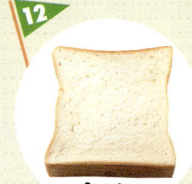

12. 食パン
厚切り1枚（80g）
塩分 1.0g
211 kcal

メタボ撃退アドバイス

サンドイッチのパンの大きさ別エネルギー

Column Energy

フワフワした食感のサンドイッチは、軽くて満腹感がなかなか得られず、食べすぎになりがち。1切れにも色々なサイズがあるので気をつけましょう。

1/8 三角切り
6g
塩分 0.1g
16 kcal

1/4 四角切り
11g
塩分 0.1g
29 kcal

1/2 三角切り
22g
塩分 0.3g
58 kcal

1/2 四角切り
22g
塩分 0.3g
58 kcal

1/2 三角切り(耳つき)
34g
塩分 0.4g
90 kcal

1/2 四角切り(耳つき)
34g
塩分 0.4g
90 kcal

サンドイッチの大きさの違い(卵サンドの場合)

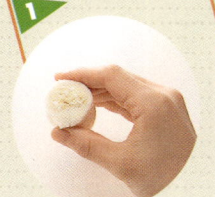

ロールサンド
1切れ (27g)
塩分 0.3g
80 kcal

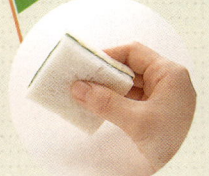

1/4 四角切り
1切れ (32g)
塩分 0.3g
80 kcal

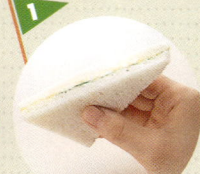

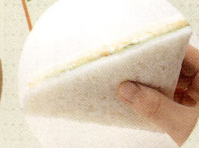

1/4 三角切り
1切れ (32g)
塩分 0.3g
80 kcal

1/2 三角切り
1切れ (64g)
塩分 0.6g
161 kcal

テイクアウト編

おなかがすいていると、あれもこれもおいしそうに見えて、つい多めに買ってしまい、勢いで全部食べてしまうことはありませんか。栄養のバランスを考えて選ぶ知識と冷静な判断を持ちましょう。

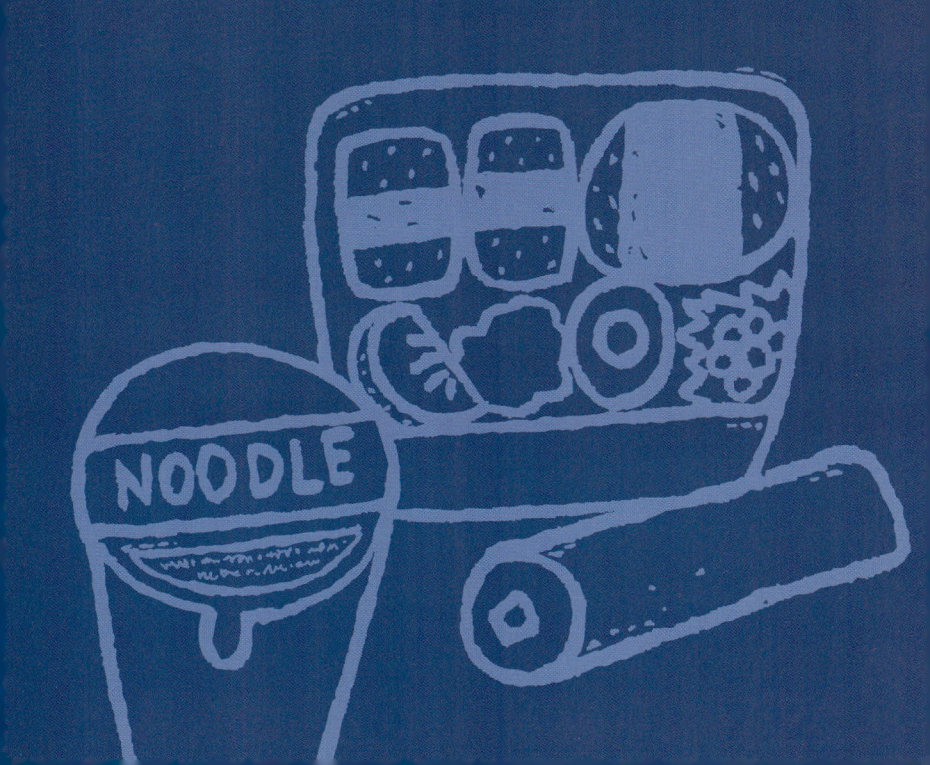

お弁当（幕の内）

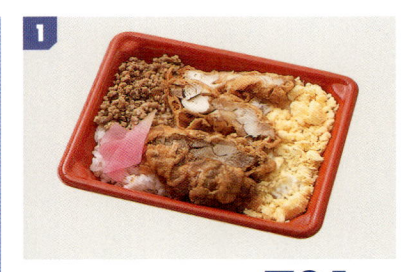

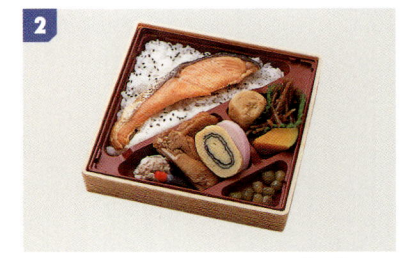

1 三色弁当 **701** kcal
塩分 3.2g

2 幕の内弁当 **729** kcal
塩分 4.0g

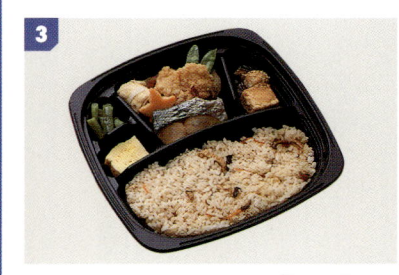

3 炊き込みごはん弁当 **745** kcal
塩分 3.1g

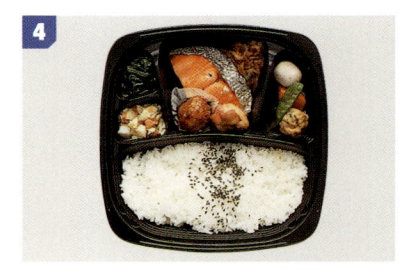

4 紅ザケ幕の内弁当 **757** kcal
塩分 3.6g

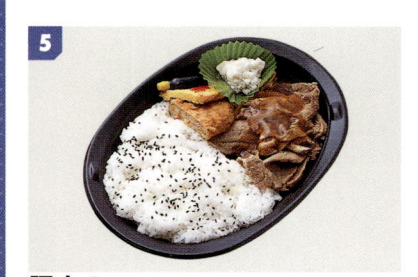

5 豚肉のしょうが焼き弁当 **773** kcal
塩分 3.0g

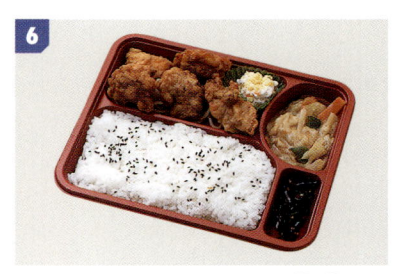

6 鶏肉のから揚げ弁当 **789** kcal
塩分 3.2g

Point!
一見栄養バランスがよさそうですが、肉や魚、卵などの動物性たんぱく質源のおかず（主菜）が多く、野菜のおかず（副菜）が少ない傾向。量の調整で残す場合は、野菜は残さずに。弁当箱を占める面積が主食：副菜：主菜＝3：2：1が理想です。

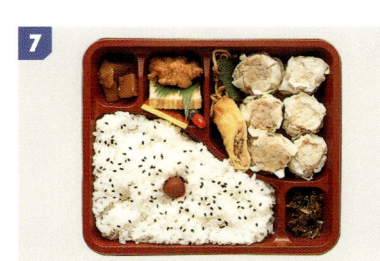

7 ホタテとエビのシューマイ弁当
795 kcal
塩分 3.4g

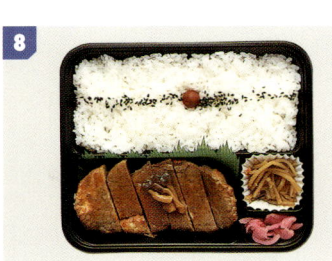

8 和風サーロインステーキ弁当
812 kcal
塩分 2.5g

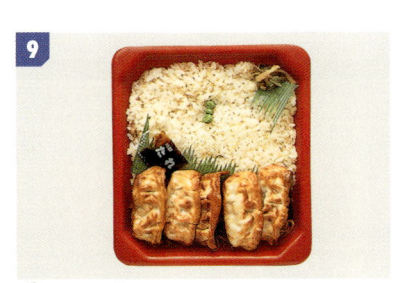

9 チャーハンギョーザ弁当
822 kcal
塩分 6.0g

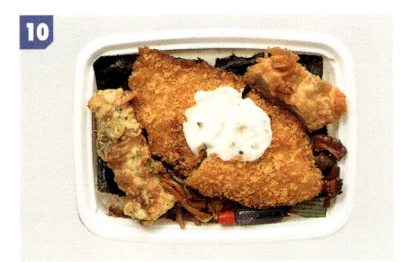

10 白身魚フライのり弁当
823 kcal
塩分 3.4g

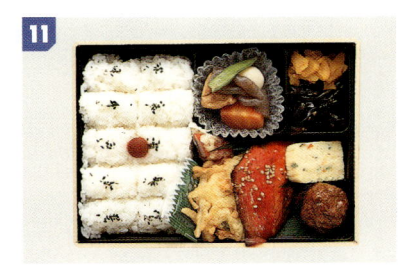

11 サバみりん焼き弁当
880 kcal
塩分 4.5g

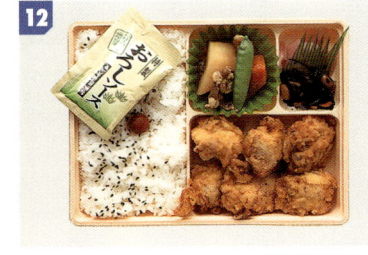

12 おろし立田弁当
937 kcal
塩分 3.8g

外食編 / テイクアウト編 / 居酒屋編 / 喫茶店・間食編

お弁当（幕の内）

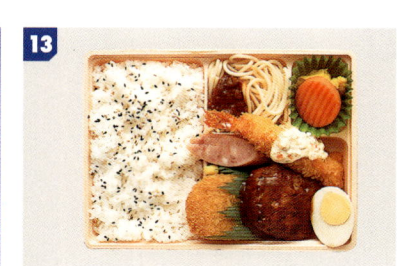

13 洋風幕の内弁当　**969** kcal
塩分 3.7g

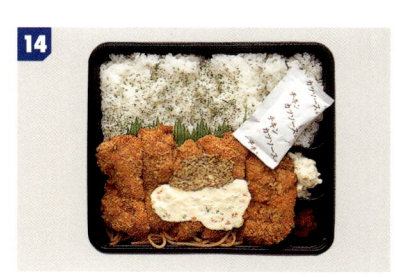

14 チキンカツ弁当　**1238** kcal
塩分 3.1g

ひと目でわかるお弁当の塩分

順位	料理名	塩分	エネルギー
お弁当（幕の内）			
1	和風サーロインステーキ弁当	2.5g	812 kcal
2	豚肉のしょうが焼き弁当	3.0g	773 kcal
3	炊き込みごはん弁当	3.1g	745 kcal
3	チキンカツ弁当	3.1g	1238 kcal
5	三色弁当	3.2g	701 kcal
5	鶏肉のから揚げ弁当	3.2g	789 kcal
7	白身魚フライのり弁当	3.4g	823 kcal
7	ホタテとエビのシューマイ弁当	3.4g	795 kcal
9	紅ザケ幕の内弁当	3.6g	757 kcal
10	洋風幕の内弁当	3.7g	969 kcal
11	おろし立田弁当	3.8g	937 kcal
12	幕の内弁当	4.0g	729 kcal
13	サバみりん焼き弁当	4.5g	880 kcal
14	チャーハンギョーザ弁当	6.0g	822 kcal
お弁当（すし）			
1	とろちらしずし	1.5g	605 kcal
2	バッテラ	2.2g	553 kcal
3	にぎりずし	2.3g	537 kcal
4	五目ちらしずし	3.1g	538 kcal
5	ちらしずし	3.4g	557 kcal
6	助六（巻きずし・いなりずし）	3.8g	611 kcal
お弁当（丼物・ごはん物）			
1	ホタテわっぱ飯	2.2g	723 kcal
2	中華丼	2.4g	593 kcal
3	牛丼	2.7g	750 kcal
4	ビビンバ丼	3.3g	584 kcal
5	エビイカ天重	3.5g	955 kcal
6	ロースカツ重	4.5g	1059 kcal
お弁当（カレー・ピラフ）			
1	エビピラフ	2.8g	578 kcal
2	チキンカレー	3.0g	804 kcal
3	チキンライス（大盛り）	3.2g	692 kcal
4	ジャンバラヤ	3.8g	644 kcal
5	五目チャーハン	3.9g	643 kcal
6	オムライス	4.1g	822 kcal
お弁当（そば・うどんほか）			
1	すき焼き風うどん	2.6g	518 kcal
2	焼きビーフン	2.7g	398 kcal
3	湯かけ天ぷらそば	3.1g	494 kcal
4	割子そば	3.4g	357 kcal
5	ソース焼きそば	4.2g	622 kcal
6	あんかけ焼きそば	4.3g	583 kcal
お弁当（パスタ）			
1	ラザニア	2.8g	289 kcal
2	スパゲティ ミートソース	3.6g	557 kcal
3	スパゲティ カルボナーラ	4.3g	688 kcal
4	スパゲティ ナポリタン	4.7g	613 kcal
5	和風スパゲティ ベーコンとしめじ	5.1g	761 kcal
6	エビマカロニグラタン	5.3g	645 kcal

お弁当（すし）

Point! すしは野菜が少ないのが難点。白身魚は低脂質かつ低エネルギーで、青背魚は脂質は多いのですが適量ならメタボ予防に効果的。赤身魚は鉄や、コレステロールを下げるタウリンが含まれます。

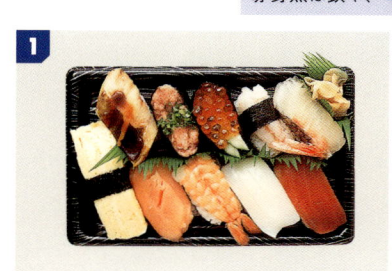

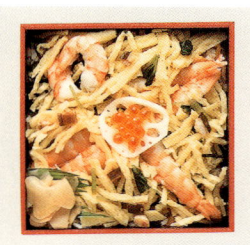

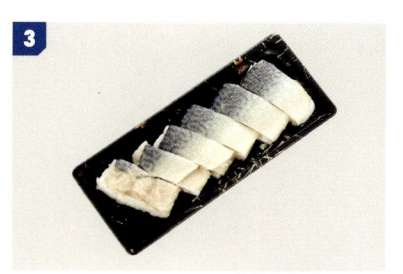

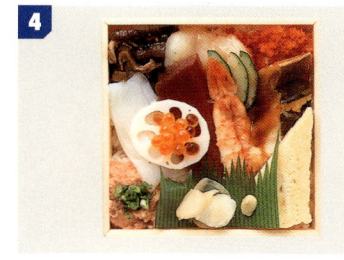

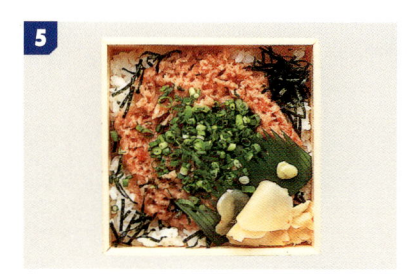

1 にぎりずし　537kcal
塩分 2.3g

2 五目ちらしずし　538kcal
塩分 3.1g

3 バッテラ　553kcal
塩分 2.2g

4 ちらしずし　557kcal
塩分 3.4g

5 とろちらしずし　605kcal
塩分 1.5g

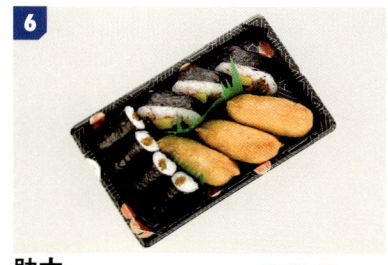

6 助六（巻きずし・いなりずし）　611kcal
塩分 3.8g

お弁当（丼物・ごはん物）

Point! 野菜が少ないのが欠点。茶わん2杯分ものごはん（300g）が入っているので、夕食や夜遅い食事には避けたほうが無難です。天ぷらやフライ物は800kcalを超えるので食べるなら昼食に。

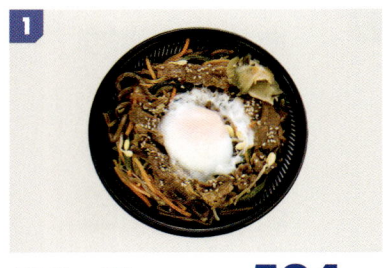

1 ビビンバ丼
584 kcal
塩分 3.3g

2 中華丼
593 kcal
塩分 2.4g

3 ホタテわっぱ飯
723 kcal
塩分 2.2g

4 牛丼
750 kcal
塩分 2.7g

5 エビイカ天重
955 kcal
塩分 3.5g

6 ロースカツ重
1059 kcal
塩分 4.5g

お弁当（カレー・ピラフ）

Point! チャーハンなどにはいため油としてごはんの重量の約10%もの油が使われています。それだけで約200kcal（ごはん軽く1杯分）に相当。具が少ないので野菜のおかずをつけましょう。

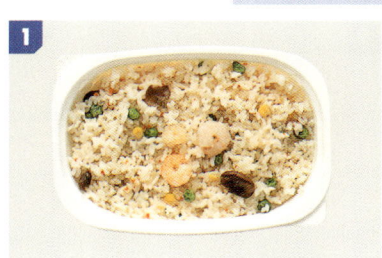

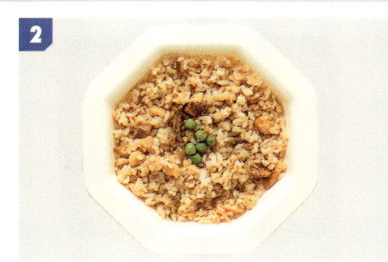

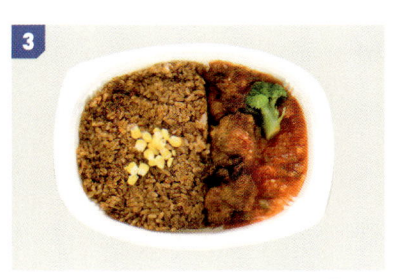

1 エビピラフ
578 kcal
塩分 2.8g

2 五目チャーハン
643 kcal
塩分 3.9g

3 ジャンバラヤ
644 kcal
塩分 3.8g

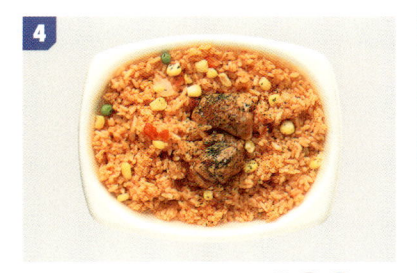

4 チキンライス（大盛り）
692 kcal
塩分 3.2g

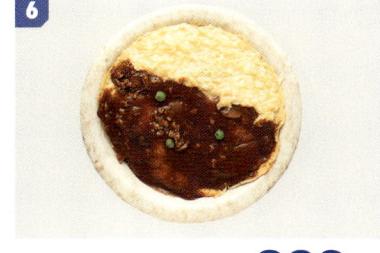

5 チキンカレー
804 kcal
塩分 3.0g

6 オムライス
822 kcal
塩分 4.1g

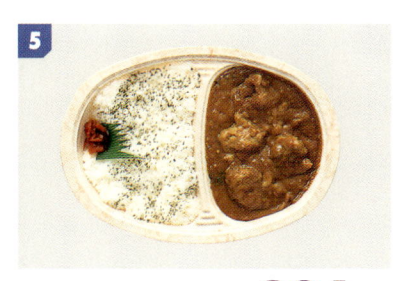

お弁当（そば・うどんほか）

Point!
いずれも具が少なく、たんぱく質源、野菜ともに不足しています。いためたものは油脂が多いので要注意。つゆを全量摂取すると1日分の塩分の半分以上になるので残すようにしましょう。

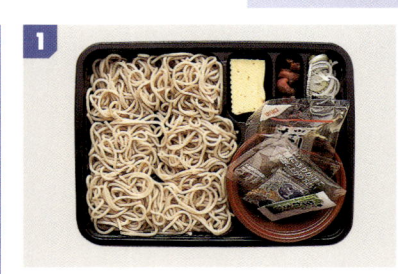

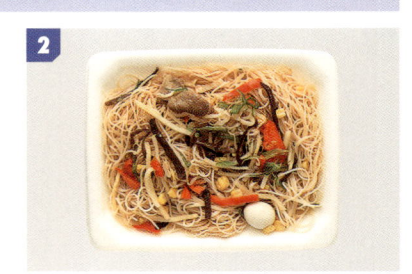

1 割子そば
357 kcal
塩分 3.4g

2 焼きビーフン
398 kcal
塩分 2.7g

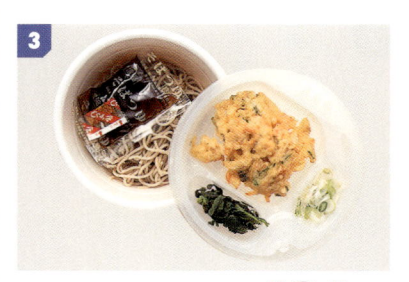

3 湯かけ天ぷらそば
494 kcal
塩分 3.1g

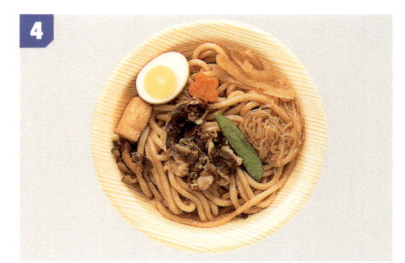

4 すき焼き風うどん
518 kcal
塩分 2.6g

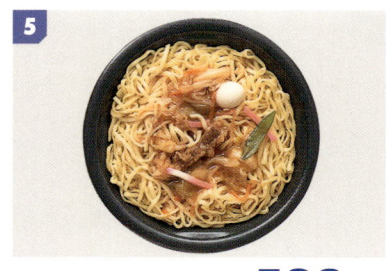

5 あんかけ焼きそば
583 kcal
塩分 4.3g

6 ソース焼きそば
622 kcal
塩分 4.2g

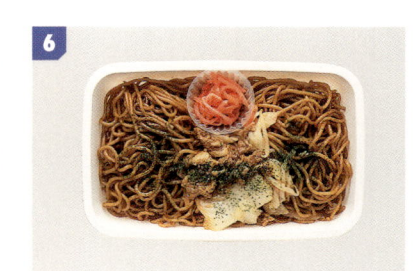

お弁当（パスタ）

Point! クリーム系ソースや、具がひき肉やベーコンなどのものは高脂質、高エネルギー。トマト系ソースやシーフードの具はエネルギーが低め。パスタはごはん2～3杯分のエネルギーになります。

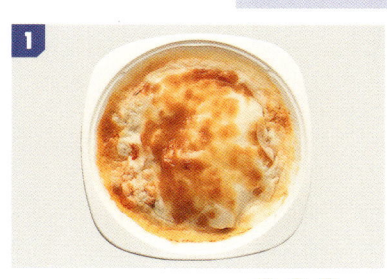

1 ラザニア
289 kcal
塩分 2.8g

2 スパゲティミートソース
557 kcal
塩分 3.6g

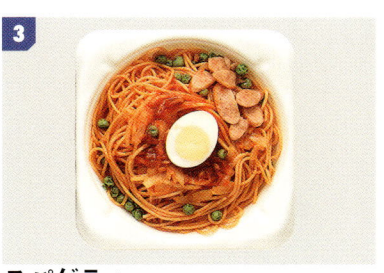

3 スパゲティナポリタン
613 kcal
塩分 4.7g

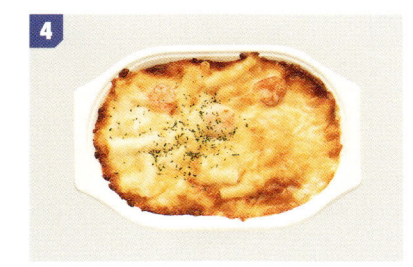

4 エビマカロニグラタン
645 kcal
塩分 5.3g

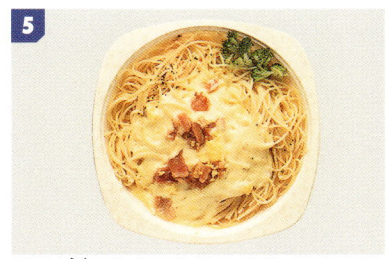

5 スパゲティカルボナーラ
688 kcal
塩分 4.3g

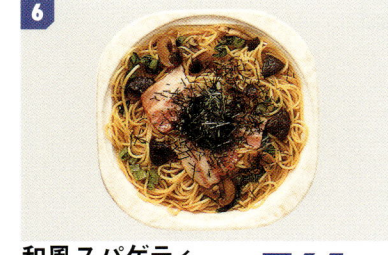

6 和風スパゲティベーコンとしめじ
761 kcal
塩分 5.1g

外食編 | テイクアウト編 | 居酒屋編 | 喫茶店・間食編

おにぎり（具入り）

Point! ごはんにも塩分をつけているので2個で塩分が2～3gになります。塩分の多いカップみそ汁を組み合わせるよりお茶がおすすめ。マヨネーズ味はメタボ予防するならできれば避けましょう。

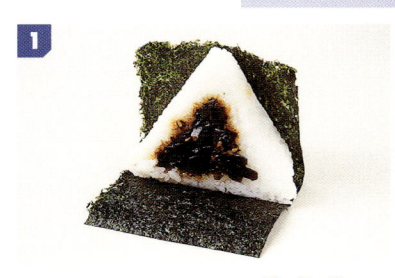

1 こんぶ
166 kcal
重量 110g　　塩分 1.4g

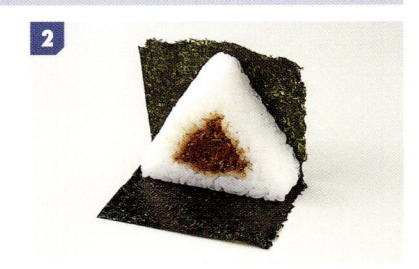

2 おかか
169 kcal
重量 100g　　塩分 1.4g

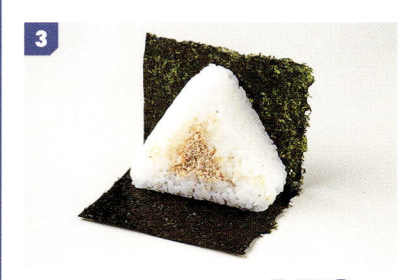

3 タラコ
178 kcal
重量 106g　　塩分 1.1g

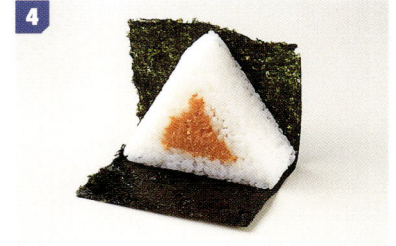

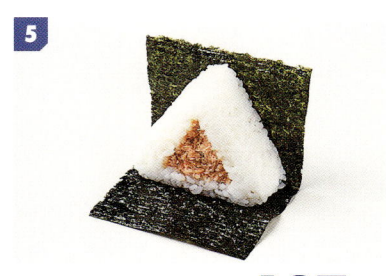

4 明太子
185 kcal
重量 110g　　塩分 1.2g

5 紅ザケ
187 kcal
重量 112g　　塩分 1.4g

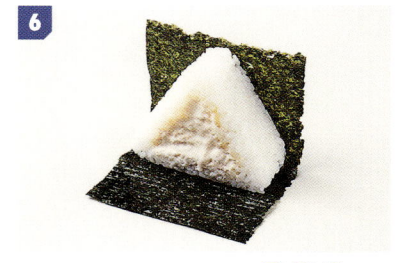

6 ツナマヨネーズ
220 kcal
重量 110g　　塩分 1.1g

おにぎり（混ぜごはん・すし）

Point! おにぎり同様に全体に塩分を含んでいるので、塩分が多い汁物を組み合わせるのは控えましょう。具が入っていても主食と考え、たんぱく質源や野菜をほかの総菜で補ってください。

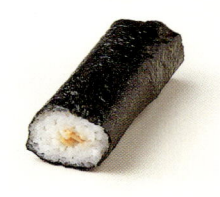

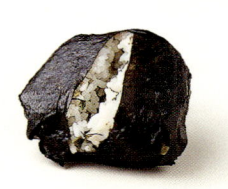

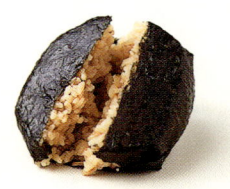

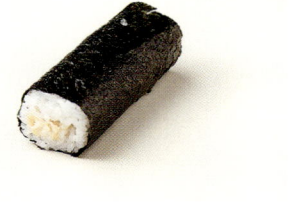

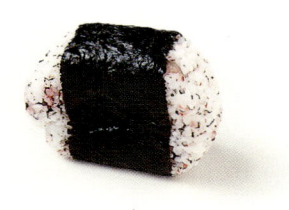

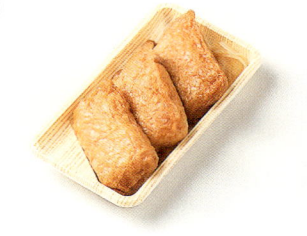

1 手巻きずし（納豆） **167**kcal
重量 105g　　塩分 1.5g

2 高菜 **177**kcal
重量 122g　　塩分 1.3g

3 手巻きずし（ツナ） **192**kcal
重量 102g　　塩分 1.3g

4 とり五目 **196**kcal
重量 120g　　塩分 1.8g

5 梅しそ **216**kcal
重量 130g　　塩分 2.1g

6 いなりずし **340**kcal
重量 146g　　塩分 2.1g

総菜

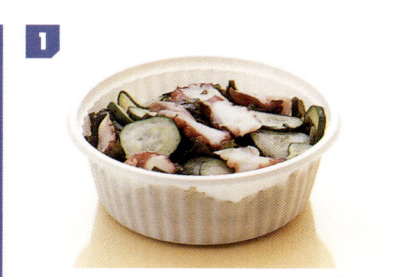

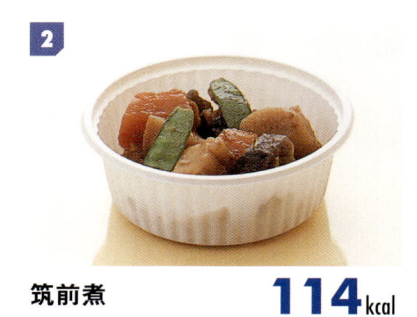

1 わかめとタコの酢の物 **82** kcal
重量 200g　　塩分 3.6g

2 筑前煮 **114** kcal
重量 150g　　塩分 1.3g

3 サラダ＋ノンオイルドレッシング **127** kcal
重量 150g+25mℓ　　塩分 2.0g

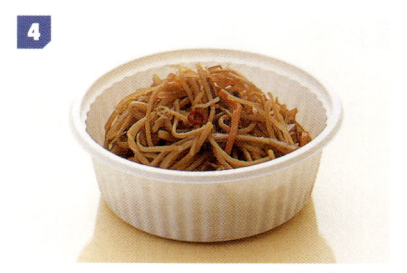

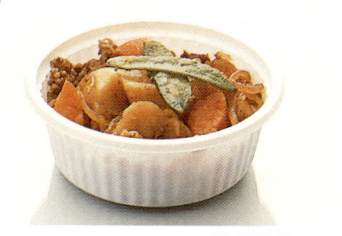

4 きんぴらごぼう **133** kcal
重量 100g　　塩分 1.3g

5 肉じゃが **176** kcal
重量 120g　　塩分 1.4g

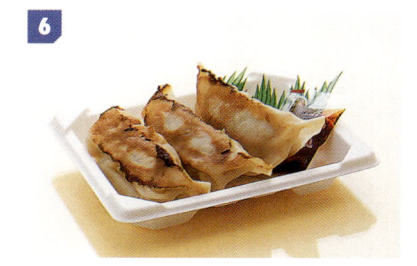

6 ギョーザ **190** kcal
重量 90g（3個）　　塩分 1.6g

> **Point!**
> いため物、揚げ物など油を使っている主菜には、あえ物や酢の物、お浸しなど油をほとんど使わない副菜を組み合わせましょう。主食はチャーハンやピラフなどは避け、梅干しやこんぶのつくだ煮などが具のおにぎりや白米を選びましょう。

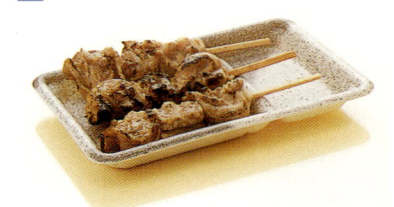

7
焼きとり **191** kcal
重量 108g(3本)　　　　塩分 1.4g

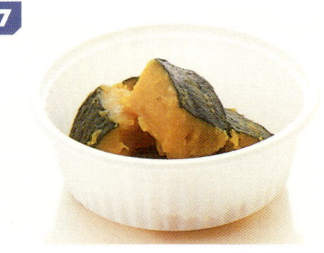

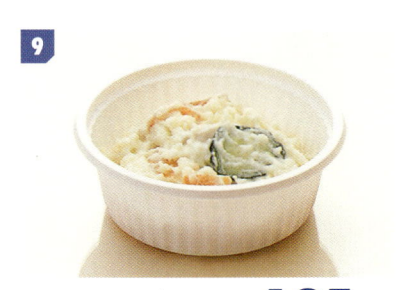

7
かぼちゃの煮物 **191** kcal
重量 150g　　　　塩分 0.7g

9
ポテトサラダ **195** kcal
重量 100g　　　　塩分 0.7g

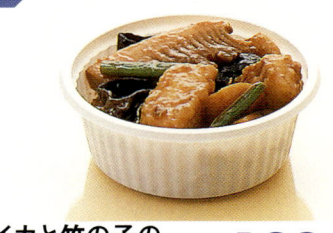

10
イカと竹の子のオイスターソースいため **199** kcal
重量 120g　　　　塩分 1.3g

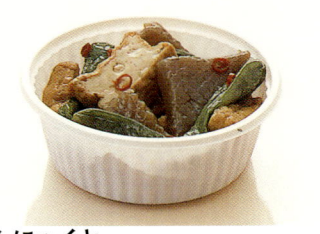

11
こんにゃくと厚揚げのピリ辛いため **208** kcal
重量 200g　　　　塩分 3.3g

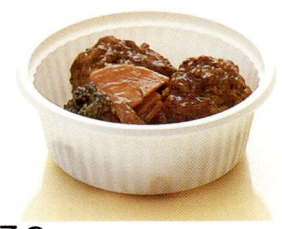

12
肉団子のドミグラスソース **210** kcal
重量 100g　　　　塩分 1.6g

総菜

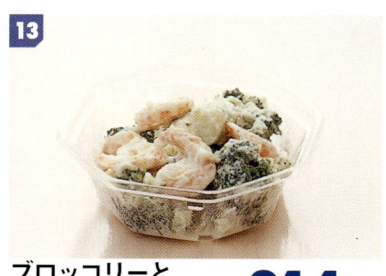

13 ブロッコリーとエビのタルタルサラダ　**214** kcal
重量 115g　　塩分 1.2g

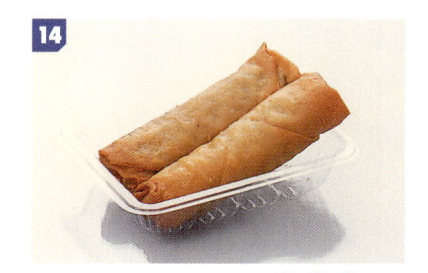

14 春巻き　**220** kcal
重量 100g（2本）　　塩分 0.7g

15 レバにらいため　**221** kcal
重量 100g　　塩分 1.3g

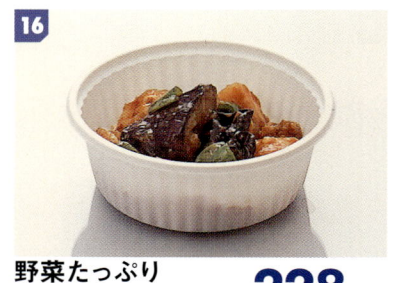

16 野菜たっぷり麻婆いため　**228** kcal
重量 150g　　塩分 1.6g

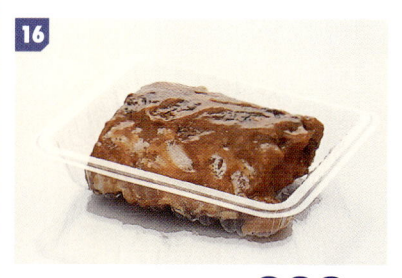

16 サバのみそ煮　**228** kcal
重量 90g（1切れ）　　塩分 1.2g

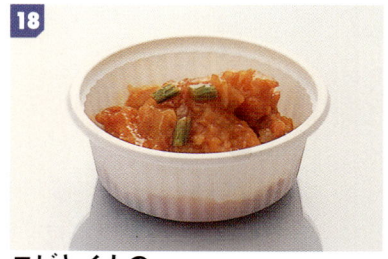

18 エビとイカのチリソースいため　**233** kcal
重量 120g　　塩分 1.6g

> **Point!**
> 野菜が主材料の副菜は、1食中1品は加えたいものです。しかし、ドレッシングやマヨネーズであえたものは高脂質、高エネルギーになりがち。また、ポテトサラダや肉じゃがは炭水化物が中心なので野菜料理とはいいがたいおかずです。

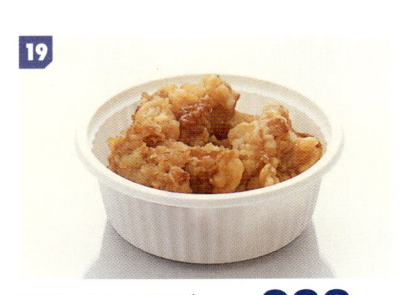

19 鶏肉のから揚げ **238** kcal
重量 95g(3個)　塩分 2.1g

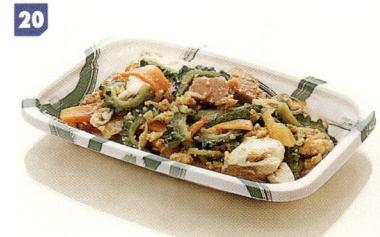

20 ゴーヤーチャンプルー **244** kcal
重量 150g　塩分 2.5g

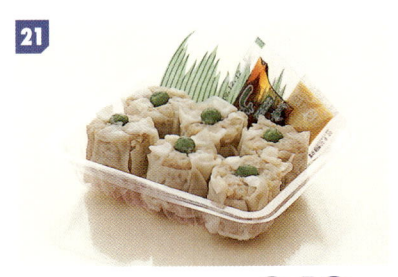

21 シューマイ **249** kcal
重量 126g(6個)　塩分 1.7g

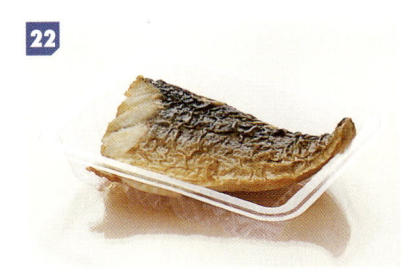

22 サバの塩焼き **256** kcal
重量 80g(1切れ)　塩分 1.5g

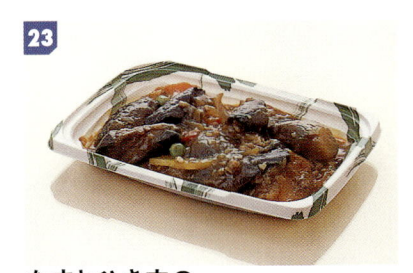

23 なすとひき肉の中国風いため **258** kcal
重量 208g　塩分 3.3g

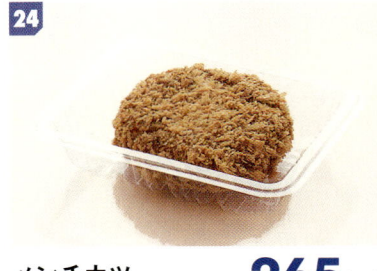

24 メンチカツ **265** kcal
重量 75g(1個)　塩分 0.7g

外食編 / テイクアウト編 / 居酒屋編 / 喫茶店・間食編

ハンバーガー

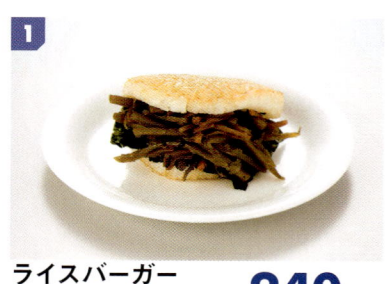

1 ライスバーガー（五目きんぴら） **240** kcal
重量 136g　　塩分 1.4g

2 ハンバーガー（野菜が少なめ） **300** kcal
重量 145g　　塩分 1.9g

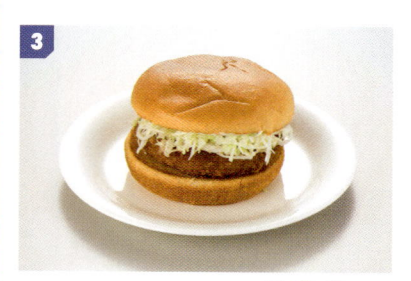

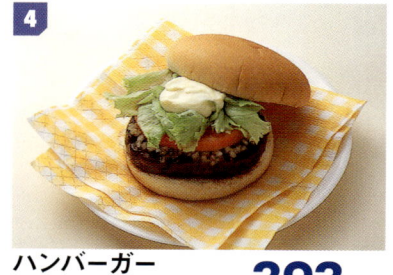

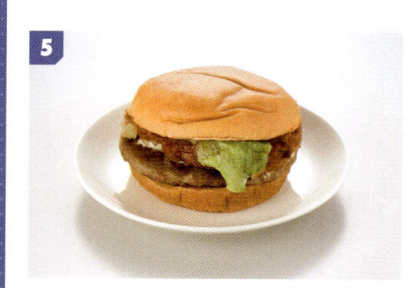

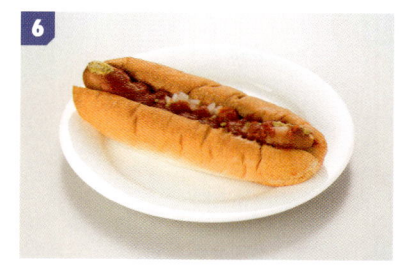

3 エビカツバーガー **380** kcal
重量 160g　　塩分 2.5g

4 ハンバーガー（野菜が多め） **393** kcal
重量 185g　　塩分 1.6g

5 チリバーガー **400** kcal
重量 172g　　塩分 1.9g

6 ホットドッグ **407** kcal
重量 145g　　塩分 2.0g

Point!
バンズのエネルギーは約150kcal。茶わん⅔杯（90g）のごはんに相当します。シンプルなハンバーガーほど低エネルギー。フィッシュフライなど揚げ物や、マヨネーズ、タルタルソースがかかっているものほど高脂質かつ高エネルギー。

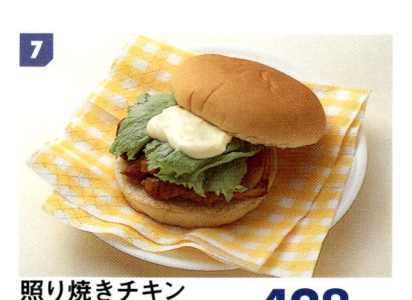

7 照り焼きチキンバーガー **428** kcal
重量 190g　　塩分 1.9g

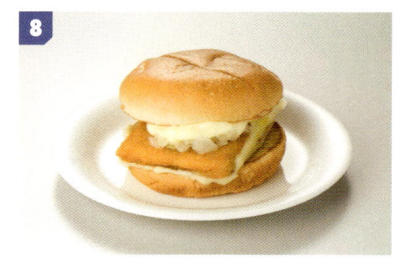

8 フィッシュバーガー **442** kcal
重量 143g　　塩分 1.8g

9 照り焼きバーガー **459** kcal
重量 168g　　塩分 2.3g

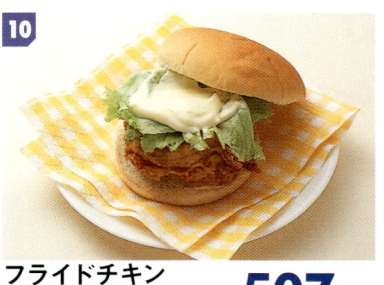

10 フライドチキンバーガー **507** kcal
重量 205g　　塩分 1.1g

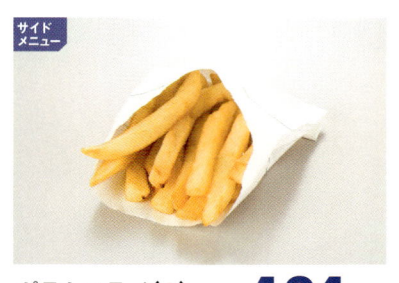

サイドメニュー ポテトフライ(S) **194** kcal
重量 90g　　塩分 1.4g

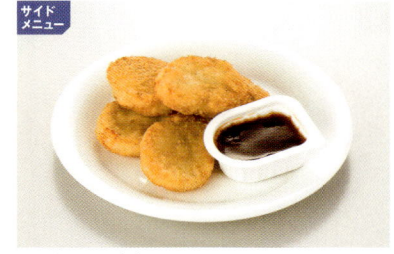

サイドメニュー チキンナゲット
5個＋バーベキューソース **254** kcal
重量 111g　　塩分 1.8g

外食編 / テイクアウト編 / 居酒屋編 / 喫茶店・間食編

サンドイッチ

Point! パンには具の水分がしみないようにバターが塗ってあるので、おにぎりより脂質もエネルギーも多くなります。野菜サンドでも野菜の量は30g程度と少ないので野菜の総菜を1品プラスして。

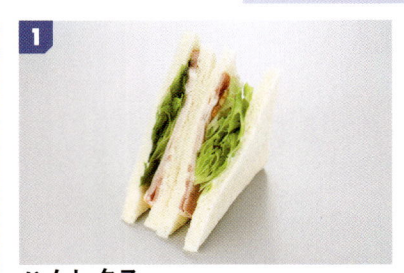

1 ハムレタスサンドイッチ　150 kcal
重量 76g　　塩分 1.1g

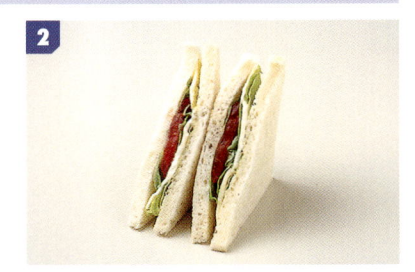

2 野菜サンドイッチ　240 kcal
重量 94g　　塩分 1.3g

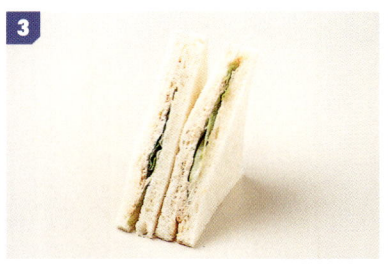

3 ツナサンドイッチ　272 kcal
重量 91g　　塩分 1.1g

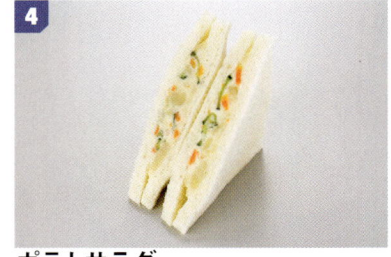

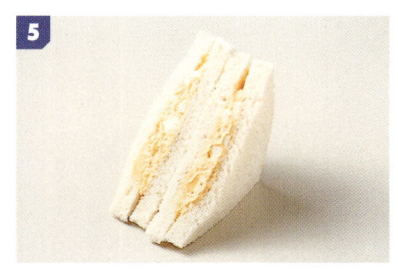

4 ポテトサラダサンドイッチ　287 kcal
重量 128g　　塩分 1.5g

5 卵サンドイッチ　369 kcal
重量 128g　　塩分 1.3g

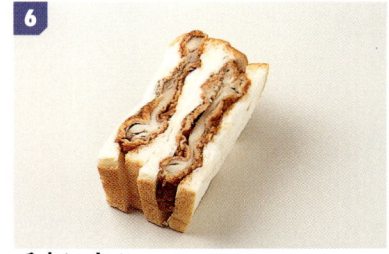

6 チキンカツサンドイッチ　431 kcal
重量 202g　　塩分 2.2g

パン（総菜パン）

Point! 軽食のつもりでも1個で150～300kcalあるので、2個以上食べると脂質もエネルギーもとりすぎ。具がツナやチーズなど主菜になるパンにはサラダや野菜スープなどを組み合わせて。

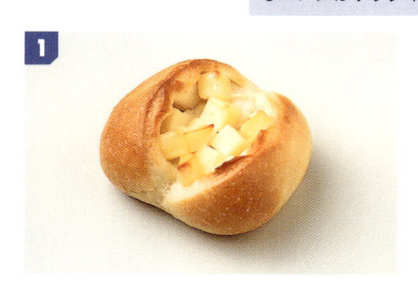

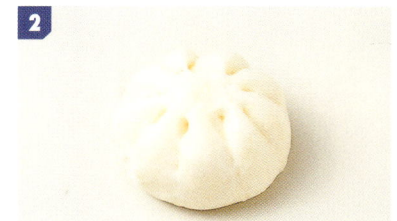

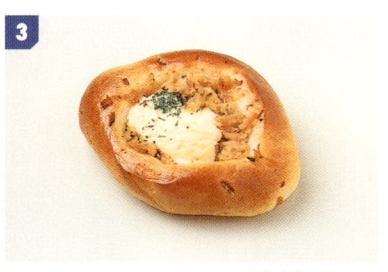

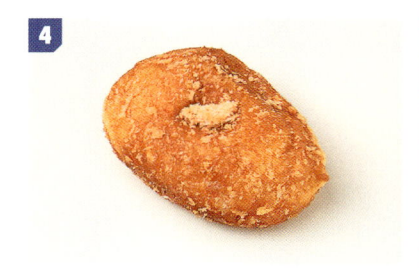

1 チーズフランス **150** kcal
重量 50g　　塩分 0.6g

2 肉まん **201** kcal
重量 80g　　塩分 0.7g

3 ツナロール **226** kcal
重量 75g　　塩分 1.1g

4 カレーパン **248** kcal
重量 90g　　塩分 0.9g

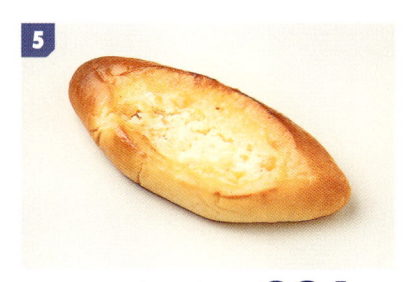

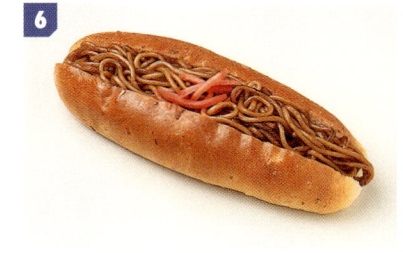

5 コーンマヨネーズパン **286** kcal
重量 80g　　塩分 0.8g

6 焼きそばロール **299** kcal
重量 100g　　塩分 1.6g

パン（菓子パン）

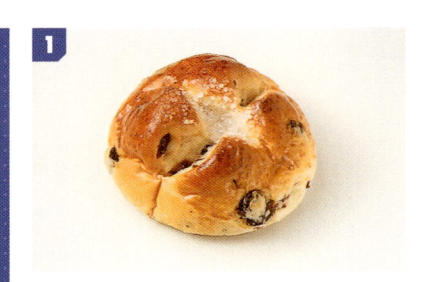

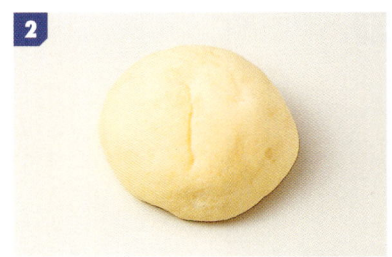

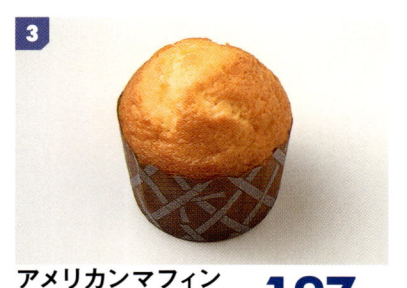

1 ぶどうパン **175** kcal
重量 65g　　塩分 0.7g

2 メロンパン（小） **185** kcal
重量 55g　　塩分 0.2g

3 アメリカンマフィン（バナナ） **197** kcal
重量 60g　　塩分 0.1g

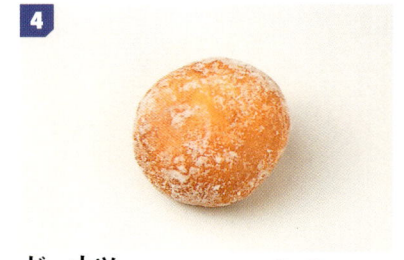

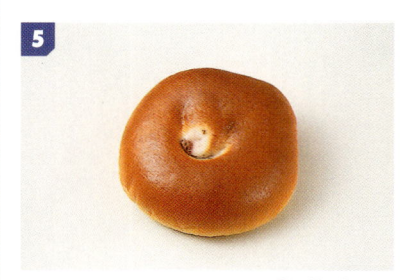

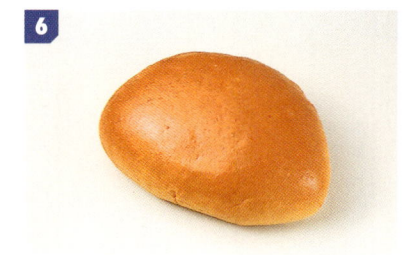

4 ドーナツ（ケーキタイプ） **206** kcal
重量 55g　　塩分 0.2g

5 あんパン **230** kcal
重量 82g　　塩分 0.6g

6 ジャムパン **232** kcal
重量 78g　　塩分 0.6g

> **Point!**
> 菓子パンはあくまでもおやつ。食事にはならないと認識しましょう。クリームやチョコレートが入っているものはケーキと同じくらいのエネルギーです。軽い口当たりの蒸しパンや、デニッシュもバターや油が多く、意外と高エネルギー。

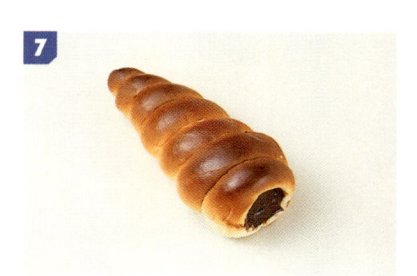

7 チョココロネ **234** kcal
重量 76g　　　　　　　　塩分 0.4g

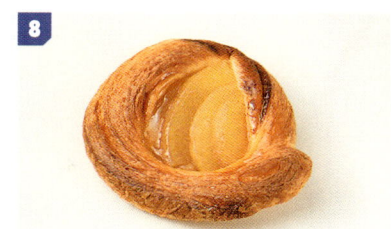

8 デニッシュペストリー（りんご） **269** kcal
重量 75g　　　　　　　　塩分 0.3g

9 蒸しパン **291** kcal
重量 85g　　　　　　　　塩分 0.1g

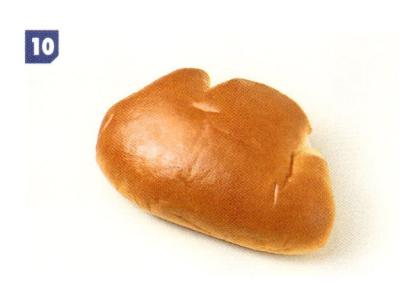

10 クリームパン **329** kcal
重量 108g　　　　　　　　塩分 1.0g

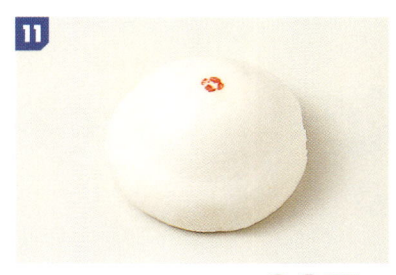

11 あんまん **337** kcal
重量 120g　　　　　　　　塩分 0g

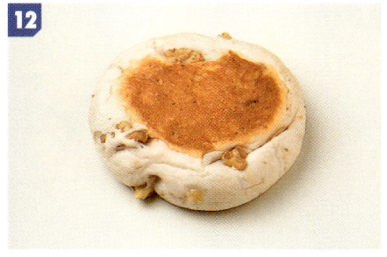

12 くるみカマンベール **445** kcal
重量 110g　　　　　　　　塩分 2.1g

カップめん

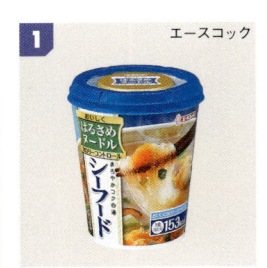

1 エースコック
はるさめヌードル シーフード **153** kcal
1食 44g あたり　　塩分 3.0g

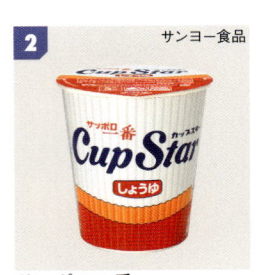

2 サンヨー食品
サッポロ一番 カップスター しょうゆ **311** kcal
1食 72g あたり　　塩分 5.3g

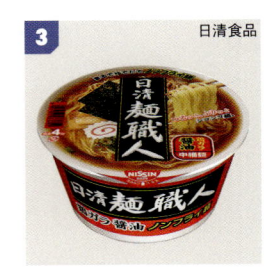

3 日清食品
日清麺職人 醤油 **313** kcal
1食 93g あたり　　塩分 5.8g

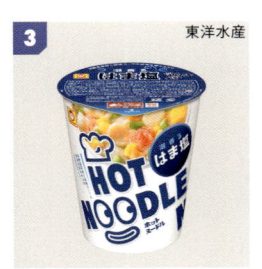

3 東洋水産
マルちゃん ホットヌードル はま塩 **313** kcal
1食 71g あたり　　塩分 4.1g

5 日清食品
シーフードヌードル **335** kcal
1食 75g あたり　　塩分 4.6g

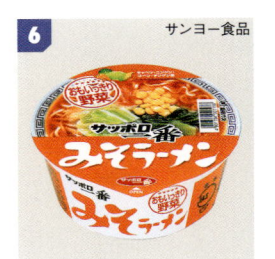

6 サンヨー食品
サッポロ一番 みそラーメン どんぶり **354** kcal
1食 81g あたり　　塩分 5.1g

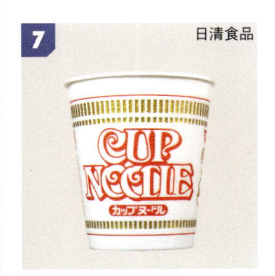

7 日清食品
カップヌードル **364** kcal
1食 77g あたり　　塩分 5.1g

8 明星食品
明星 カップ沖縄そば **366** kcal
1食 80g あたり　　塩分 4.6g

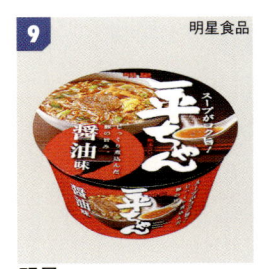

9 明星食品
明星 一平ちゃん 醤油味 **381** kcal
1食 85g あたり　　塩分 5.8g

Point!
ほとんどが油で揚げて乾燥させためんですが、ノンフライめんやはるさめにするとエネルギーが低くおさえられます。みそ汁代わりに食べる人もいるようですが、塩分や脂質が高いものもあるので、スープを残す食習慣を身につけましょう。

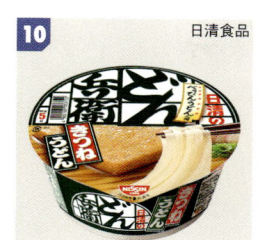

10 日清食品
どん兵衛 きつねうどん（東） **413** kcal
1食 97gあたり　塩分 5.8g

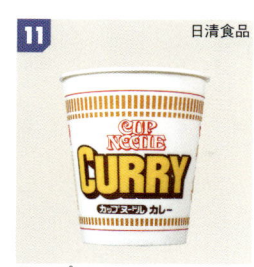

11 日清食品
カップヌードル カレー **420** kcal
1食 85gあたり　塩分 4.3g

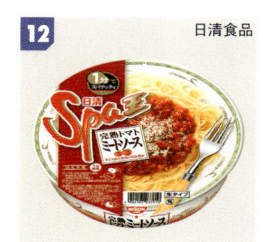

12 日清食品
日清 Spa王 完熟トマトミートソース **430** kcal
1食 250gあたり　塩分 3.1g

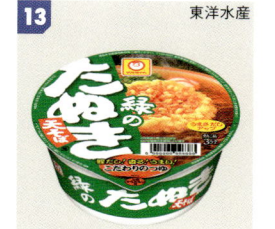

13 東洋水産
マルちゃん 緑のたぬき天そば **475** kcal
1食 101gあたり　塩分 6.1g

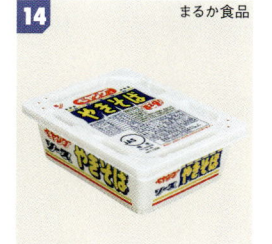

14 まるか食品
ペヤング ソースやきそば **518** kcal
1食 120gあたり　塩分 4.6g

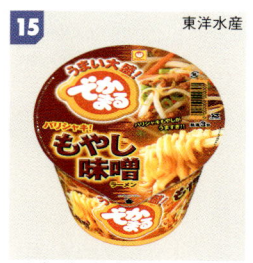

15 東洋水産
マルちゃん でかまる バリシャキ！もやし味噌ラーメン **552** kcal
1食 160gあたり　塩分 7.4g

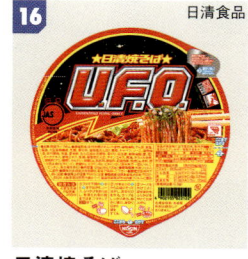

16 日清食品
日清焼そば U.F.O. **553** kcal
1食 129gあたり　塩分 5.3g

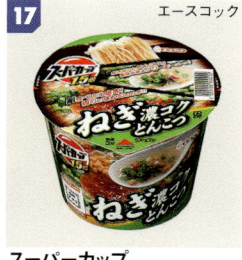

17 エースコック
スーパーカップ 1.5倍 とんこつラーメン **570** kcal
1食 120gあたり　塩分 7.6g

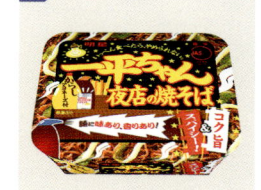

18 明星食品
明星 一平ちゃん 夜店の焼きそば **597** kcal
1食 135gあたり　塩分 4.1g

外食編 ／ テイクアウト編 ／ 居酒屋編 ／ 喫茶店・間食編

| メタボ撃退アドバイス |

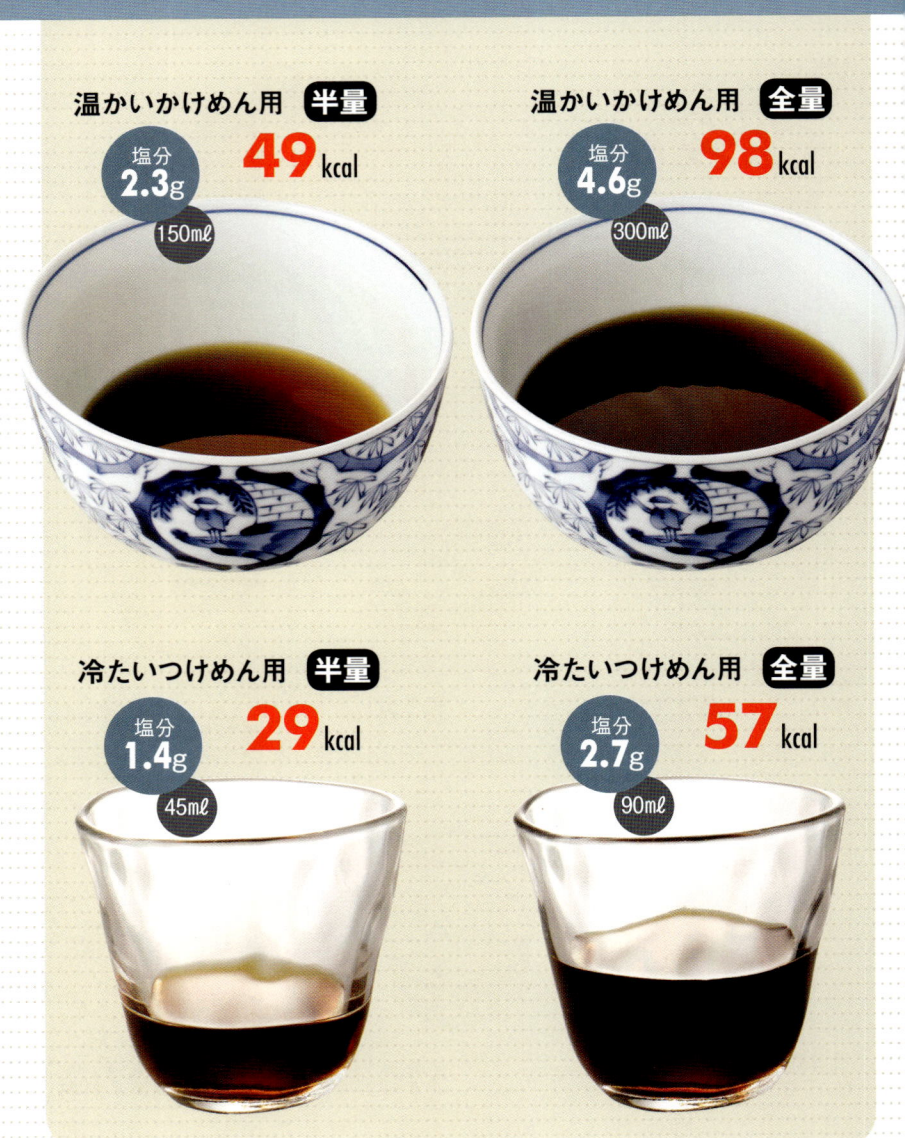

そば、うどんのつゆのエネルギーと塩分

1日の摂取塩分の目標量は、成人男性では10g未満です。
1食平均約3.3gですから、必然的にめん類のつゆや汁は残すほうがよいでしょう。

温かいかけめん用 **半量**
塩分 **2.3g**
49 kcal
150mℓ

温かいかけめん用 **全量**
塩分 **4.6g**
98 kcal
300mℓ

冷たいつけめん用 **半量**
塩分 **1.4g**
29 kcal
45mℓ

冷たいつけめん用 **全量**
塩分 **2.7g**
57 kcal
90mℓ

ラーメンのスープのエネルギーと塩分

Column Energy & Salt

「十店十色」といえるくらい多種多様のラーメンの中から選ぶポイントは、スープの味では？ 背脂が多いものは高エネルギーと心得て。

1食分400mlあたり。

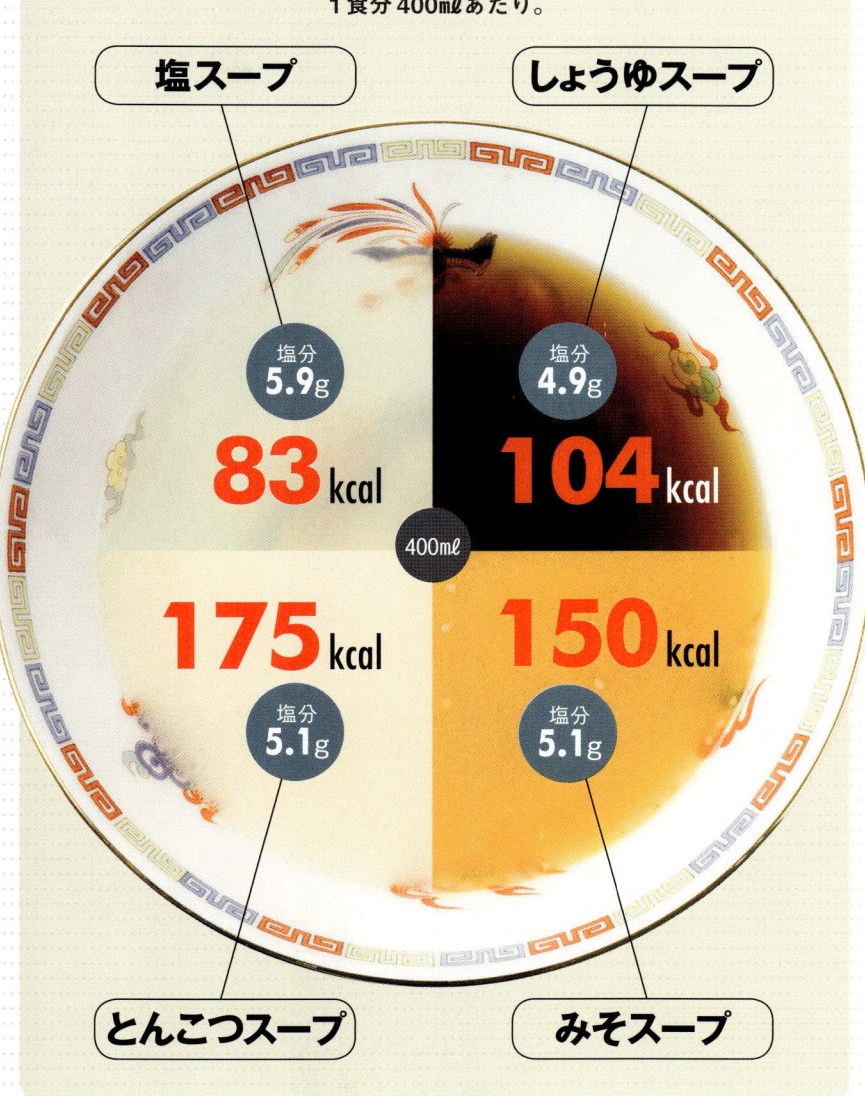

塩スープ
塩分 5.9g
83 kcal

しょうゆスープ
塩分 4.9g
104 kcal

400ml

とんこつスープ
175 kcal
塩分 5.1g

みそスープ
150 kcal
塩分 5.1g

メタボ撃退アドバイス

しょうゆのつけ方いろいろ
エネルギーと塩分

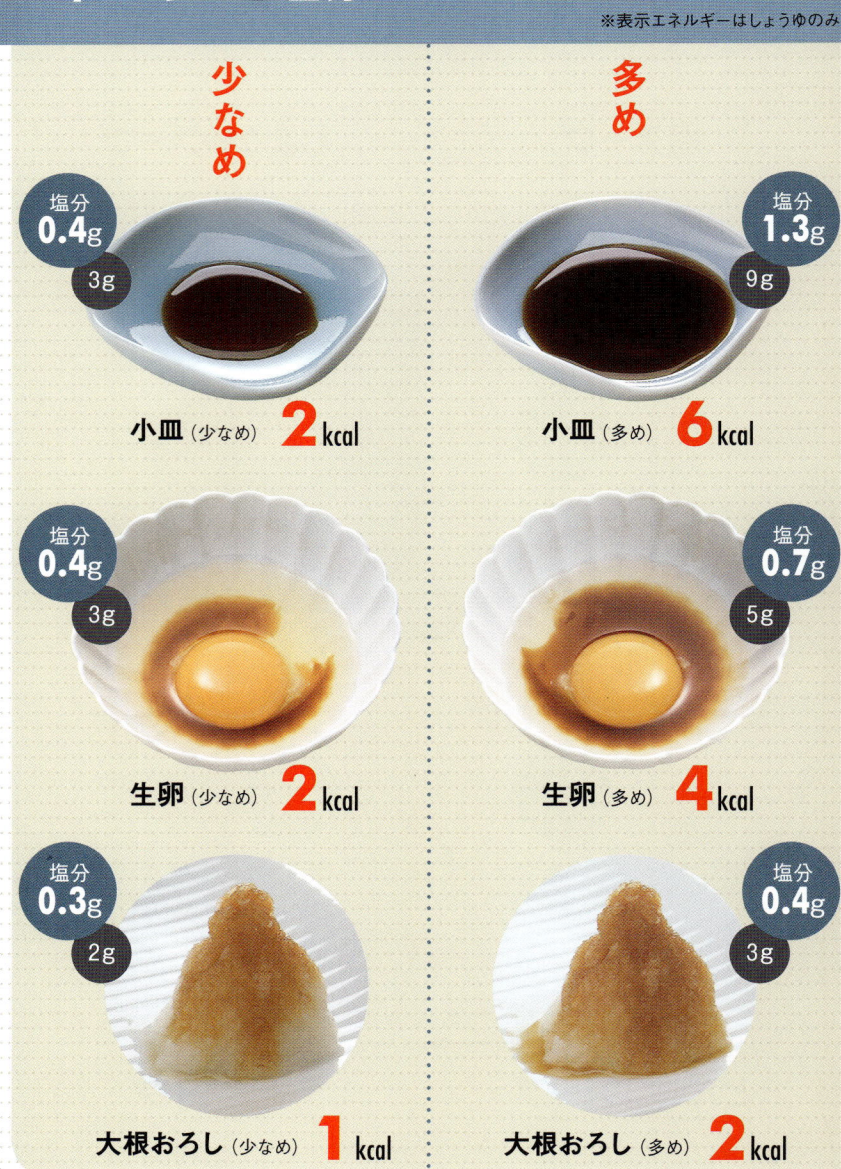

※表示エネルギーはしょうゆのみ

少なめ

塩分 **0.4g** / 3g
小皿（少なめ） **2**kcal

塩分 **0.4g** / 3g
生卵（少なめ） **2**kcal

塩分 **0.3g** / 2g
大根おろし（少なめ） **1**kcal

多め

塩分 **1.3g** / 9g
小皿（多め） **6**kcal

塩分 **0.7g** / 5g
生卵（多め） **4**kcal

塩分 **0.4g** / 3g
大根おろし（多め） **2**kcal

Column Energy & Salt

1日の摂取塩分の目標量は、成人男性では10g未満。
かけたりつけたりするしょうゆの量もばかにできません。

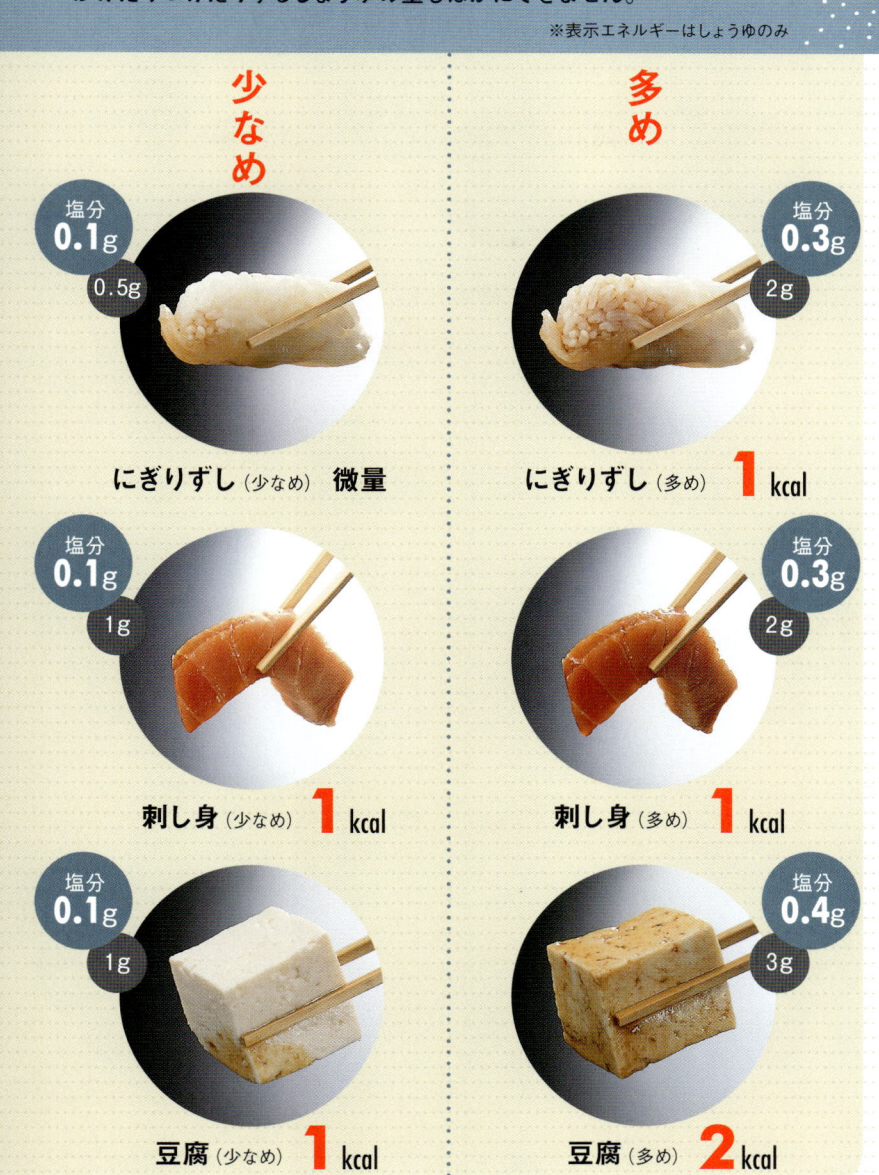

※表示エネルギーはしょうゆのみ

少なめ

- 塩分 0.1g / 0.5g　にぎりずし（少なめ）　微量
- 塩分 0.1g / 1g　刺し身（少なめ）　1kcal
- 塩分 0.1g / 1g　豆腐（少なめ）　1kcal

多め

- 塩分 0.3g / 2g　にぎりずし（多め）　1kcal
- 塩分 0.3g / 2g　刺し身（多め）　1kcal
- 塩分 0.4g / 3g　豆腐（多め）　2kcal

メタボ撃退アドバイス

ソースのかけ方いろいろ
エネルギーと塩分

Column Energy & Salt

※表示エネルギーは豚カツソースのみ

ソースをたっぷりかけている人は、だんだん少なくかけていくように心がけましょう。

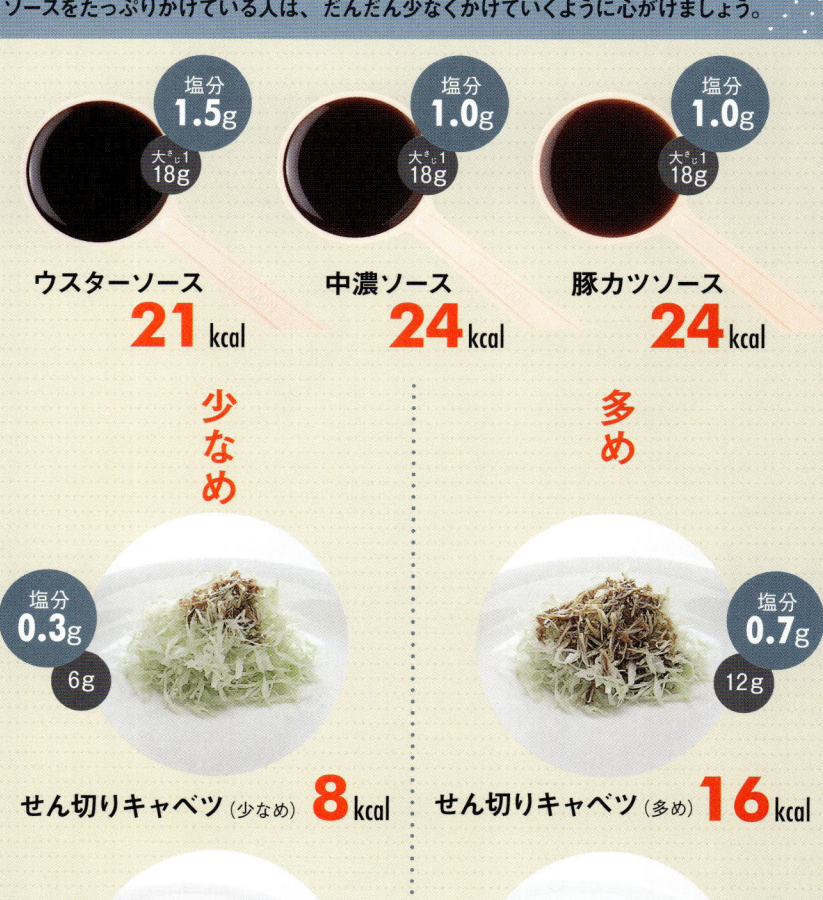

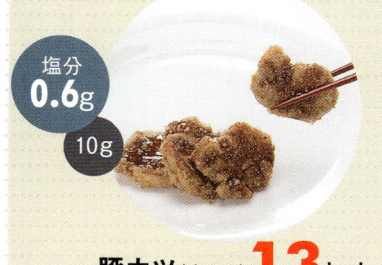

ソース	大さじ1	塩分	エネルギー
ウスターソース	18g	1.5g	21 kcal
中濃ソース	18g	1.0g	24 kcal
豚カツソース	18g	1.0g	24 kcal

少なめ

せん切りキャベツ（少なめ） 6g　塩分 0.3g　**8 kcal**

豚カツ（少なめ） 10g　塩分 0.6g　**13 kcal**

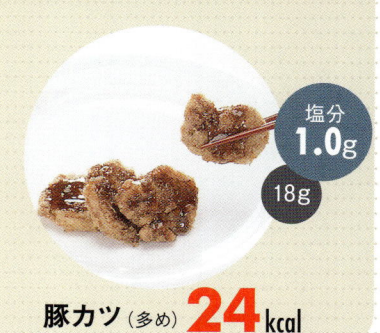

多め

せん切りキャベツ（多め） 12g　塩分 0.7g　**16 kcal**

豚カツ（多め） 18g　塩分 1.0g　**24 kcal**

居酒屋編

仕事を一生懸命した1日の最後の楽しみは"飲む"ことという人。喜びや愚痴などが入り混じるお酒の場は、ついつい飲みすぎたり食べすぎたりしがちでは? でも少しクールな部分も残して、健康的で楽しいお酒の場にしましょう!

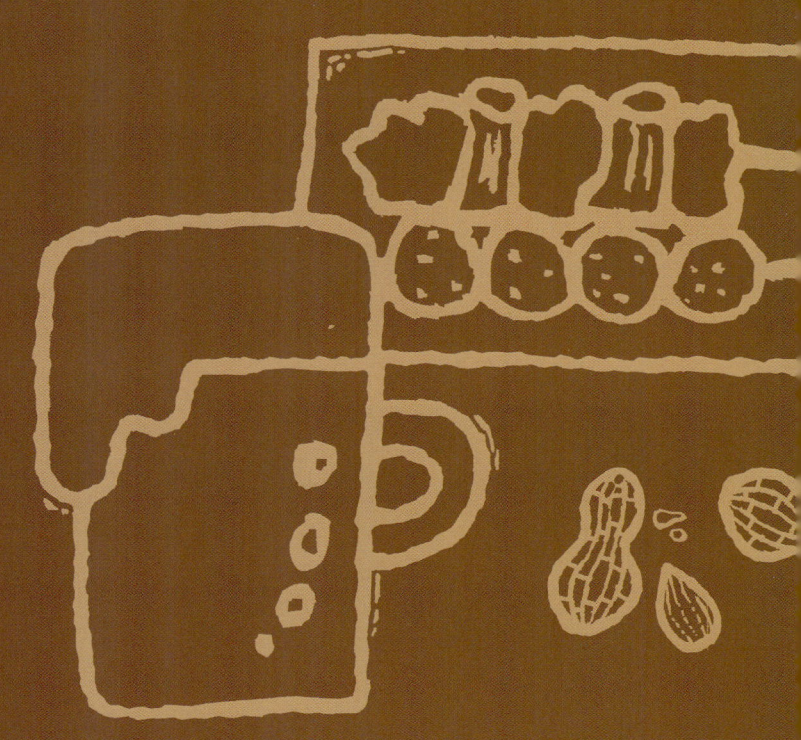

一般のアルコール

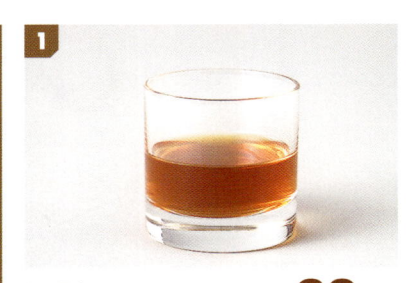

1 紹興酒　**38**kcal
30g(30㎖)　　プリン体 データなし

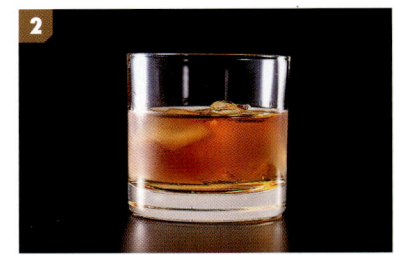

2 ウイスキー　**69**kcal
29g(30㎖)　　プリン体 0.04mg

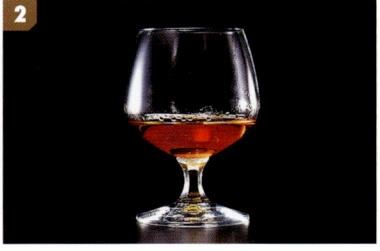

2 ブランデー　**69**kcal
29g(30㎖)　　プリン体 0.11mg

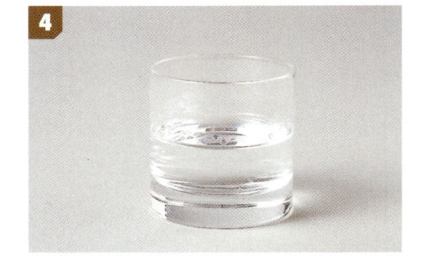

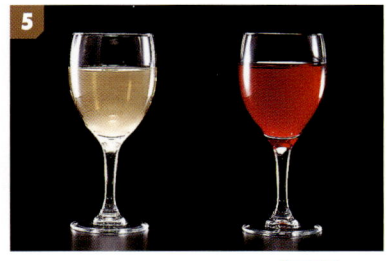

4 ウオツカ　**70**kcal
29g(30㎖)　　プリン体 データなし

5 ワイン（白・赤）　**73**kcal
100g(100㎖)　　プリン体 0.39mg

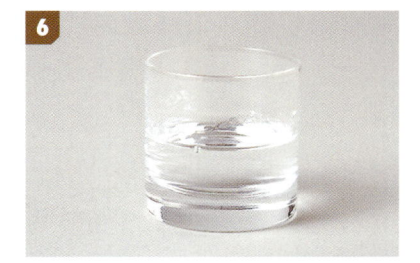

6 ジン　**80**kcal
28g(30㎖)　　プリン体 データなし

Point!

お酒類は同じ量でもアルコール％（度数）が高いほど高エネルギー。健康的に飲むには連続2日の休肝日が理想。また、肝臓が1日に処理できるアルコール量は200kcal（純アルコール20g）程度。

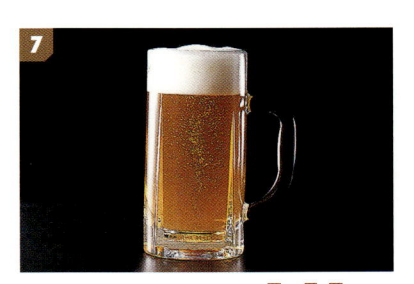

7 ビール **141** kcal
353g（350ml）　プリン体15.36〜24.22mg

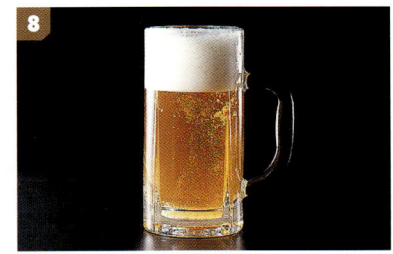

8 発泡酒 **159** kcal
353g（350ml）　プリン体10.03〜13.52mg

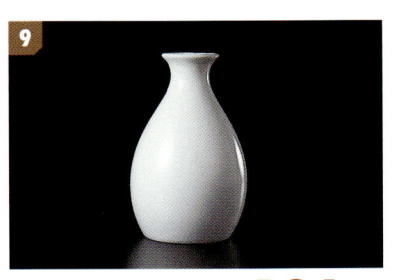

9 日本酒（上撰酒） **196** kcal
180g（180ml）　プリン体2.18mg

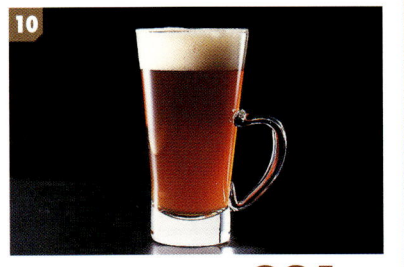

10 地ビール **221** kcal
353g（350ml）　プリン体23.51〜58.78mg

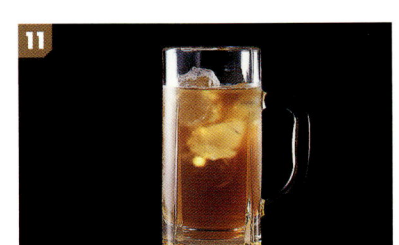

11 焼酎（ウーロンハイ） **283** kcal
494g（500ml）※　プリン体0.06mg
※焼酎194g（200ml）＋ウーロン茶300g（300ml）

ひと目でわかるアルコール類の プリン体とアルコール量

順位	アルコール名	プリン体	アルコール量	容量
1	ウイスキー	0.04 mg	9.7 g	30ml
2	焼酎（ウーロンハイ）	0.06 mg	39.8 g	200ml
3	ブランデー	0.11 mg	9.7 g	30ml
4	ワイン（白）	0.39 mg	9.1 g	100ml
4	ワイン（赤）	0.39 mg	9.3 g	100ml
6	日本酒（上撰酒）	2.18 mg	22.1 g	180ml
7	発泡酒	10.03〜13.52 mg	14.8 g	350ml
8	ビール	15.36〜24.22 mg	13.1 g	350ml
9	地ビール	23.51〜58.78 mg	17.7 g	350ml
	紹興酒	データなし	4.2 g	30ml
	ウオツカ	データなし	9.8 g	30ml
	ジン	データなし	11.2 g	30ml

外食編　テイクアウト編　居酒屋編　喫茶店・間食編

ビール・黒ビール

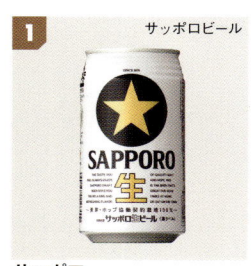

1 サッポロビール サッポロ生ビール黒ラベル **140**kcal 350㎖　プリン体 約26.3mg	**2** キリンビール キリンクラシックラガー **144**kcal 350㎖　プリン体 約27mg	**3** キリンビール キリンラガービール **147**kcal 350㎖　プリン体 約25mg
3 アサヒビール アサヒスーパードライ **147**kcal 350㎖　プリン体 17.5〜21.0mg	**3** サントリー サントリーモルツ **147**kcal 350㎖　プリン体 31.5mg	**3** サッポロビール ヱビスビール **147**kcal 350㎖　プリン体 約38.5mg
7 キリンビール キリン一番搾り生ビール **154**kcal 350㎖　プリン体 約22mg	**7** キリンビール 一番搾りとれたてホップ生ビール **154**kcal 350㎖　プリン体 約22mg	**7** キリンビール キリン・ザ・ゴールド **154**kcal 350㎖　プリン体 約31mg

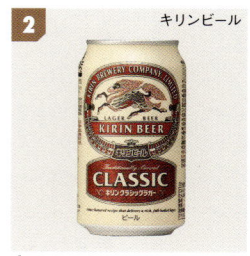

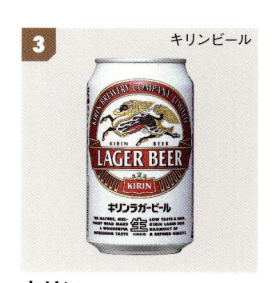

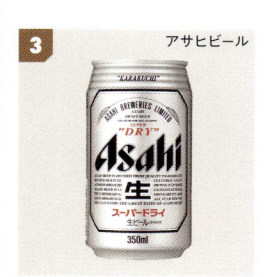

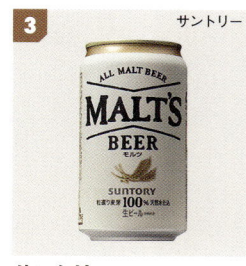

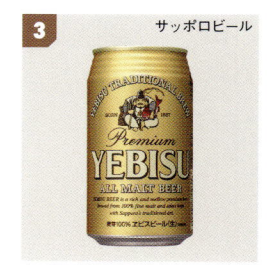

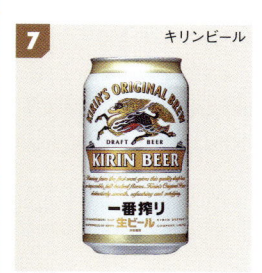

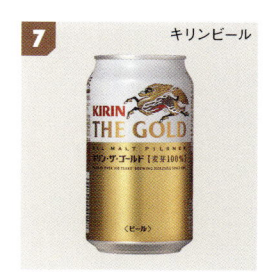

> **Point!**
> ビールはほかの酒に比べてプリン体が多いので、痛風の人は特に避けたいのですが、適量を守るか、プリン体の少ないビールを選ぶように心がけましょう。

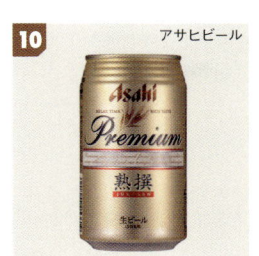

10 アサヒビール
アサヒ プレミアム 生ビール熟撰 **158** kcal
350㎖　プリン体 23.8mg

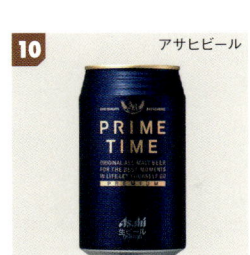

10 アサヒビール
アサヒ プライムタイム **158** kcal
350㎖　プリン体 30.1mg

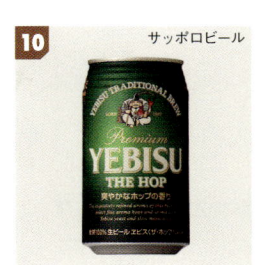

10 サッポロビール
ヱビス〈ザ・ホップ〉 **158** kcal
350㎖　プリン体 約42.0mg

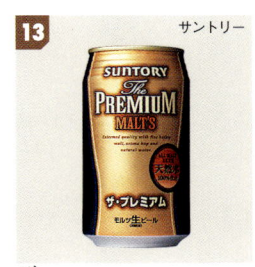

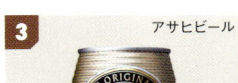

13 サントリー
ザ・プレミアム・モルツ **165** kcal
350㎖　プリン体 33.3mg

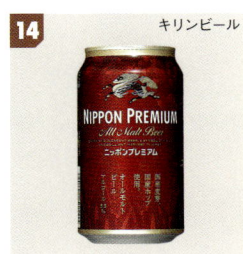

14 キリンビール
キリン ニッポンプレミアム **168** kcal
350㎖　プリン体 約33mg

> **ビールとは**
> 麦芽、ホップおよび水を原料として発酵させたもの。またはこれら以外に、麦その他の原料（＝麦芽の重量の100分の50を超えない）を使って発酵させたもの。麦芽の使用量が3分の2以上ならビール。アルコール分が20度未満。

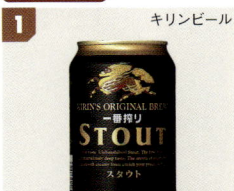

黒ビール

1 キリンビール
一番搾りスタウト **154** kcal
350㎖　プリン体 約27mg

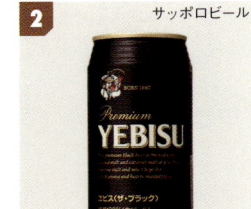

2 サッポロビール
ヱビス〈ザ・ブラック〉 **158** kcal
350㎖　プリン体 約35mg

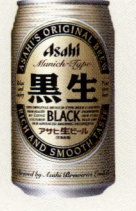

3 アサヒビール
アサヒ 黒生 **165** kcal
350㎖　プリン体 21.7mg

発泡酒

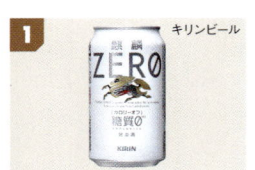

1 キリンビール
麒麟ZERO **67** kcal
350㎖ 　プリン体 約 5.3㎎

2 サントリー
ダイエット〈生〉クリアテイスト **77** kcal
350㎖ 　プリン体 0～3.5㎎

3 アサヒビール
アサヒ スタイルフリー **84** kcal
350㎖ 　プリン体 18.2㎎

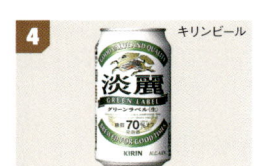

4 キリンビール
淡麗グリーンラベル **102** kcal
350㎖ 　プリン体 約 7.0㎎

5 アサヒビール
アサヒ本生アクアブルー **123** kcal
350㎖ 　プリン体 8.4㎎

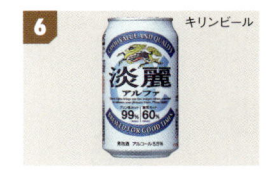

6 キリンビール
淡麗アルファ **126** kcal
350㎖ 　プリン体 0～0.12㎎

7 アサヒビール
アサヒ贅沢日和 **151** kcal
350㎖ 　プリン体 10.2㎎

8 アサヒビール
アサヒ本生ドラフト **154** kcal
350㎖ 　プリン体 11.2㎎

8 サッポロビール
サッポロ北海道生搾りみがき麦 **154** kcal
350㎖ 　プリン体 約 11.9㎎

10 キリンビール
麒麟淡麗〈生〉 **158** kcal
350㎖ 　プリン体 約 12㎎

発泡酒とは
麦芽または麦を原料の一部とした酒類で発泡性を有するもの。麦芽以外の原料の使用量が3分の1以上なら発泡酒。アルコール分が20度未満。

350ml 分の酒税を比較すると……

ビール	77円
発泡酒	47円
新ジャンル	28円
缶チューハイ	28円
清酒	42円
ワイン	28円

新ジャンル・酎ハイ

Point! 焼酎はプリン体量が少ないから、いくらでも飲んでいいと思っていませんか。痛風にはアルコール自体が悪影響を及ぼすので限度量を守って控えめに。

新ジャンル

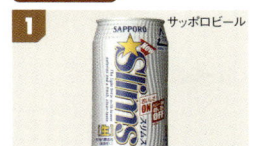

1 サッポロビール
サッポロ スリムス **74** kcal
350mℓ　プリン体 0〜5.3mg

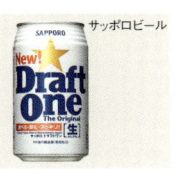

2 サッポロビール
サッポロ ドラフトワン **147** kcal
350mℓ　プリン体 約0〜5.3mg

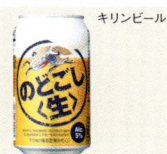

3 キリンビール
キリン のどごし〈生〉 **151** kcal
350mℓ　プリン体 約6.0mg

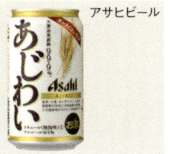

4 アサヒビール
アサヒ あじわい **158** kcal
350mℓ　プリン体 21.4mg

4 アサヒビール
クリア アサヒ **158** kcal
350mℓ　プリン体 16.8mg

新ジャンルとは
第三のビールと呼ばれ、ビールや発泡酒とは別の原料、製法で作られた、ビール風味の発泡アルコール飲料の俗称。

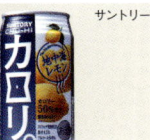

酎ハイ

1 サントリー
カロリ。地中海レモン **95** kcal
350mℓ

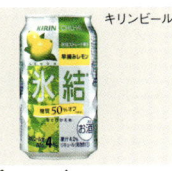

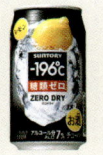

2 キリンビール
キリンチューハイ 氷結 早摘みレモン [糖質50%オフ] **116** kcal
350mℓ

3 サントリー
-196℃ ゼロドライ〈レモン〉 **154** kcal
350mℓ

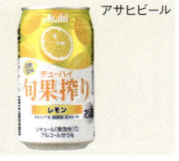

4 アサヒビール
アサヒ 旬果搾り レモン **179** kcal
350mℓ

4 キリンビール
キリンチューハイ 氷結 レモン **179** kcal
350mℓ

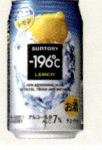

6 サントリー
-196℃ 凍結レモン **189** kcal
350mℓ

メタボ撃退アドバイス

1日のお酒の限度量

　ぽっこりと出たおなかをよく「ビール腹」と呼びますが、ビールだけのせいではなく、酒類は高エネルギーですから飲みすぎたり、一緒に食べるおつまみを食べすぎたりすると、エネルギー過多になり、内臓脂肪を蓄積させることになります。

　下記に示したお酒の限度量は、飲んだ夜の翌朝までに肝臓がアルコールを無理なく処理できる量です。二日酔いもなく、目覚めもすっきり！　肝臓の負担を軽くするには、休肝日を週1日は作りましょう。さらにおつまみも選びながら、自分流の健康的な飲み方を見つけてください。

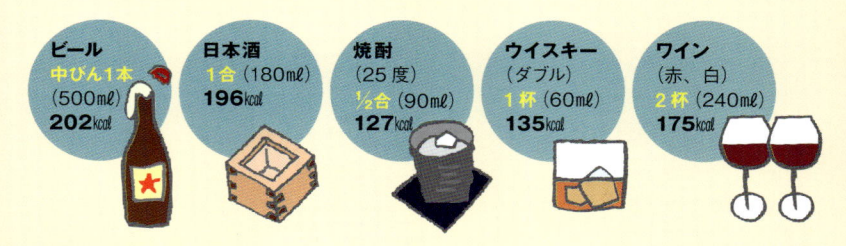

ビール	日本酒	焼酎	ウイスキー	ワイン
中びん1本 (500ml) **202**kcal	1合 (180ml) **196**kcal	(25度) ½合 (90ml) **127**kcal	(ダブル) 1杯 (60ml) **135**kcal	(赤、白) 2杯 (240ml) **175**kcal

痛風にならない飲み方を知る

● **痛風は贅沢病**

　痛風は、体内で合成される尿酸と排出する尿酸のバランスが崩れることによって、血中の尿酸濃度が高くなり（高尿酸血症）、とけにくくなった尿酸が関節液中で結晶化して沈着したために激しい関節炎を引き起こすものです。足の指のつけ根が痛くなるのはこのためです。

　1950年ごろまでは、痛風の患者は日本全体で100人程度だったのが、今では成人男性の20％（5人に1人）と激増中。**豊かになった食生活が原因の病気**です。

●プリン体ってなに？

　プリン体とは、細胞の核を構成する成分です。細胞が古くなって壊れるときやエネルギーを使って活発な代謝を行なったときにプリン体が排出する老廃物が尿酸です。つまり、プリン体を多く摂取するとそれだけ尿酸を合成してしまうわけです。

　プリン体はほとんどすべての食品に含まれていますが、特にたんぱく質食品に多く含まれています。

　高尿酸血症（痛風）の人に対する食事療法では、**1日のプリン体摂取量が 400mgを超えないこと**を目安にしています。健康な人もこの数値を目標にすれば、間違いないでしょう。

●お酒が強い人ほど痛風になりやすい

　痛風の発症原因には、食生活、肥満、過激な運動などがあげられますが、特にお酒が強い人に痛風患者が多いことが知られています。お酒が強い人ほど、お酒を飲みすぎたりプリン体の多いおつまみを食べたりするためです。こういう飲み方は、同時にエネルギーのとりすぎでもありますから、肥満へとつながります。肥満になると痛風の発症のリスクが高まる……、まさに負のスパイラルです。

　エネルギーにもプリン体にも気を配り、楽しくて健康的なお酒の場にしたいものです。

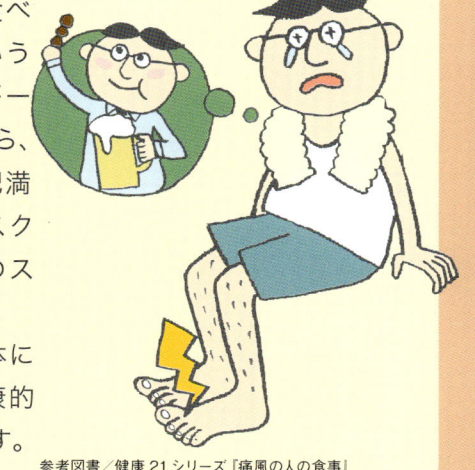

参考図書／健康21シリーズ『痛風の人の食事』

> メタボ撃退アドバイス

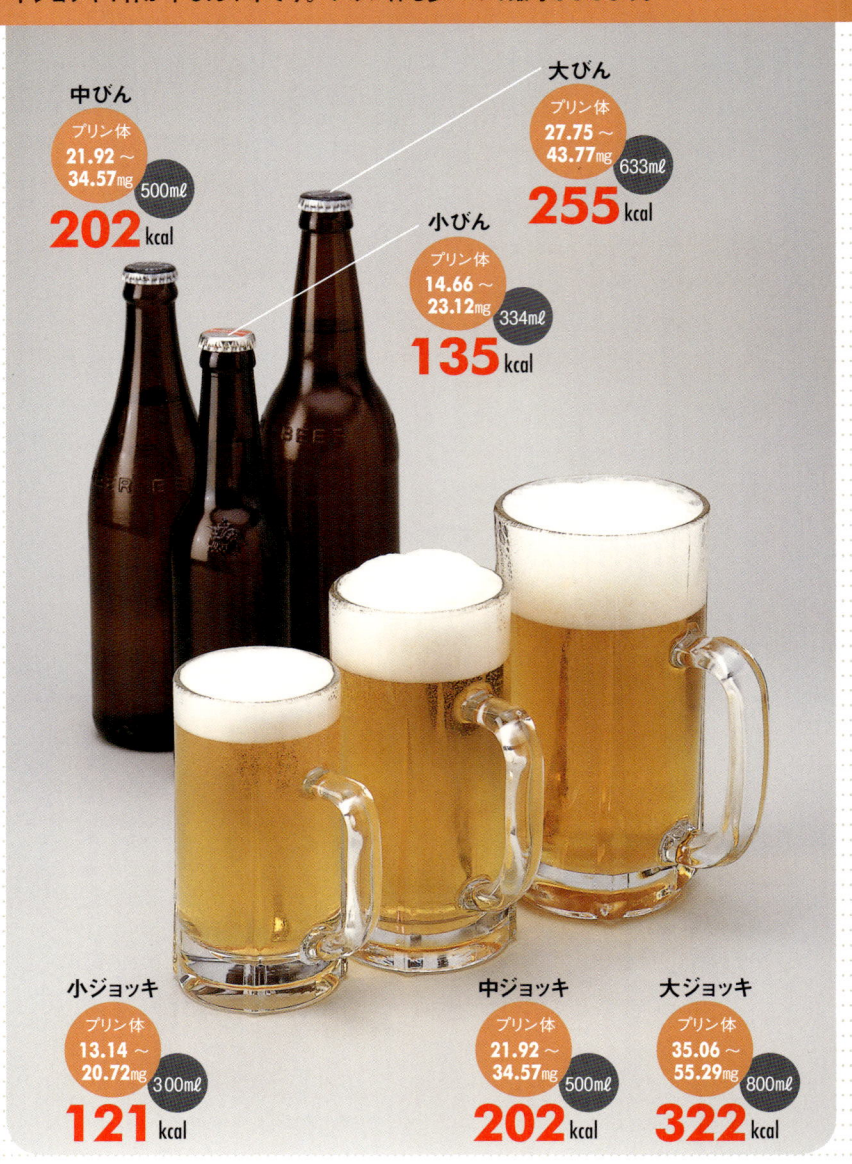

ビールのエネルギーとプリン体量

ビールのおかわり！は、ちょっと待った！ メタボ予防のためにはビールの1日の限度量は500mℓ。中ジョッキ1杯か中びん1本です。プリン体も多いので厳守しましょう。

中びん
プリン体 21.92〜34.57mg
500mℓ
202 kcal

大びん
プリン体 27.75〜43.77mg
633mℓ
255 kcal

小びん
プリン体 14.66〜23.12mg
334mℓ
135 kcal

小ジョッキ
プリン体 13.14〜20.72mg
300mℓ
121 kcal

中ジョッキ
プリン体 21.92〜34.57mg
500mℓ
202 kcal

大ジョッキ
プリン体 35.06〜55.29mg
800mℓ
322 kcal

日本酒のエネルギーとプリン体量

Column Energy

居酒屋でおいしいおつまみと日本酒は最高の組み合わせ。
ついつい飲みたくなるのはわかりますが、1日1合でがまんがまん。

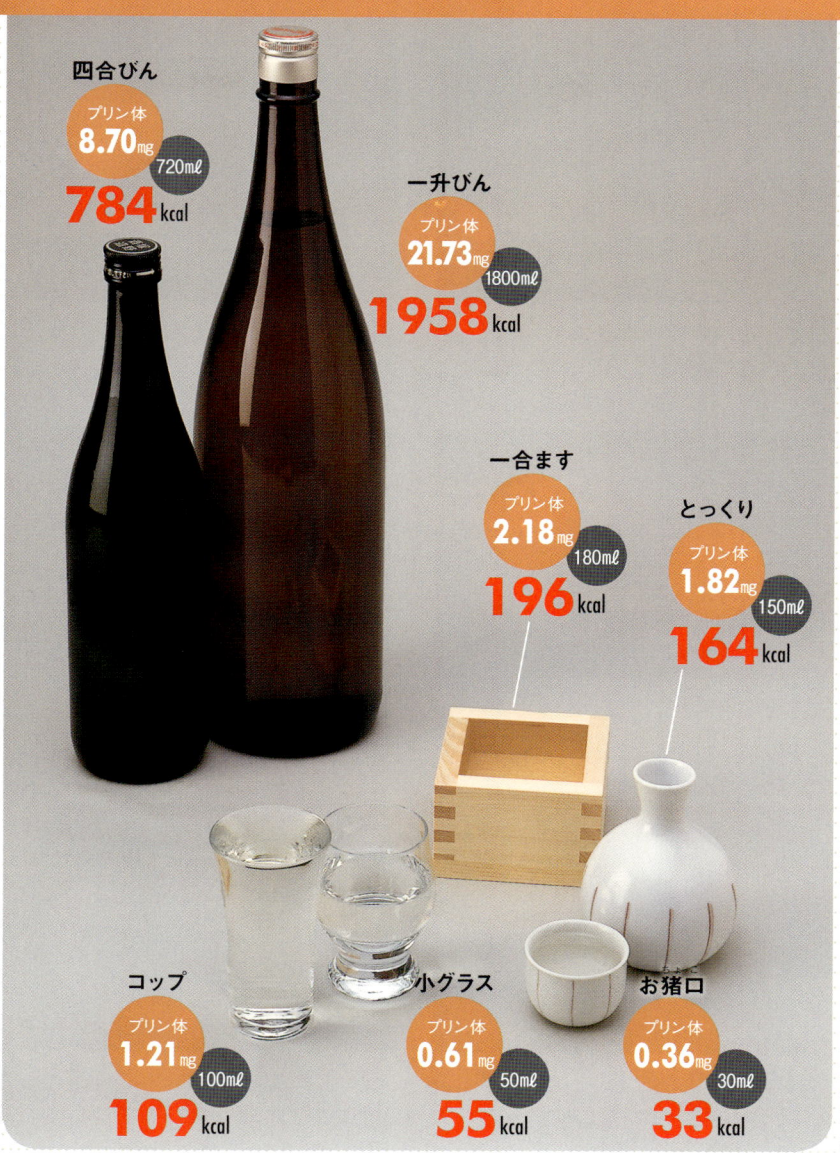

四合びん
プリン体 **8.70**mg
720mℓ
784 kcal

一升びん
プリン体 **21.73**mg
1800mℓ
1958 kcal

一合ます
プリン体 **2.18**mg
180mℓ
196 kcal

とっくり
プリン体 **1.82**mg
150mℓ
164 kcal

コップ
プリン体 **1.21**mg
100mℓ
109 kcal

小グラス
プリン体 **0.61**mg
50mℓ
55 kcal

お猪口
プリン体 **0.36**mg
30mℓ
33 kcal

おつまみ

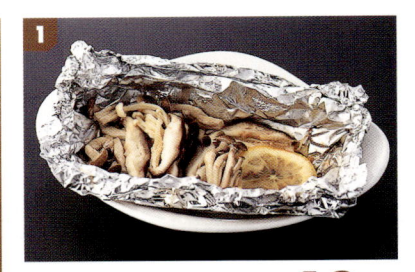

1 きのこのホイル焼き **13** kcal
重量 70g　プリン体 14.57mg　塩分 1.2g

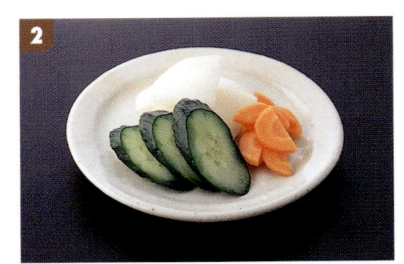

2 漬物 **15** kcal
重量 50g　プリン体 0mg　塩分 1.8g

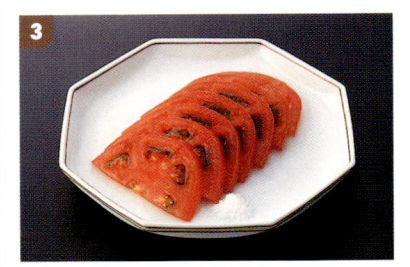

3 冷やしトマト **16** kcal
重量 85g　プリン体 0mg　塩分 0.5g

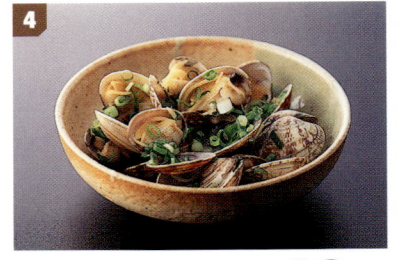

4 アサリの酒蒸し **18** kcal
重量正味 45g　プリン体 64.19mg　塩分 1.0g

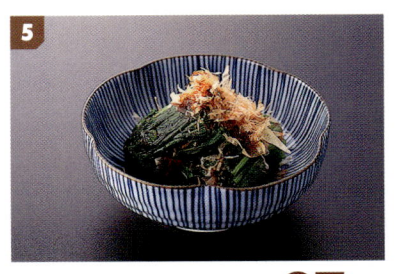

5 ほうれん草のお浸し **27** kcal
重量 80g　プリン体 53.68mg　塩分 0.9g

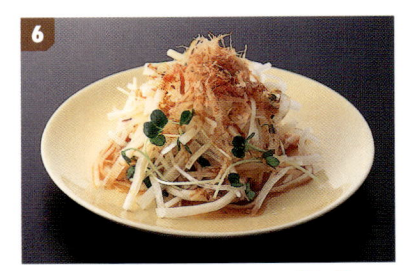

6 大根サラダ **34** kcal
重量 80g　プリン体 17.19mg※　塩分 1.5g
※大根のプリン体データなし

> **Point!**
> お酒のおつまみには低脂質・高たんぱく質・高ビタミンが理想。野菜料理は、野菜が多めにとれることと、エネルギーが低いのでおすすめです。ただし、ビールの友＝枝豆はプリン体が多いので尿酸値が高い人は避けましょう。

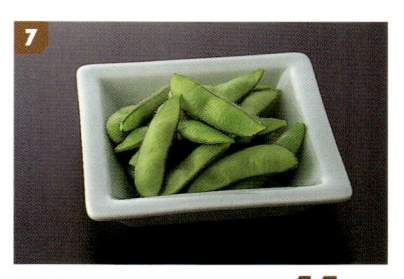

7 枝豆　**41** kcal
重量 正味 30g　プリン体 14.38mg　塩分 0.5g

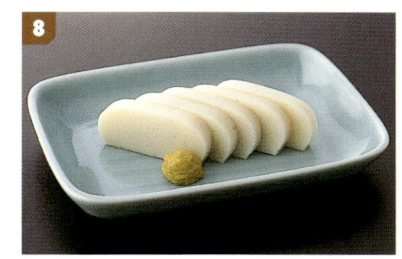

8 板わさ　**49** kcal
重量 50g　プリン体 13.31mg　塩分 1.3g

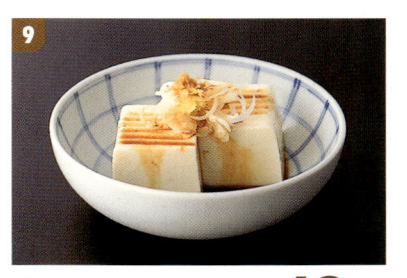

9 冷ややっこ　**63** kcal
重量 100g　プリン体 36.04mg　塩分 0.9g

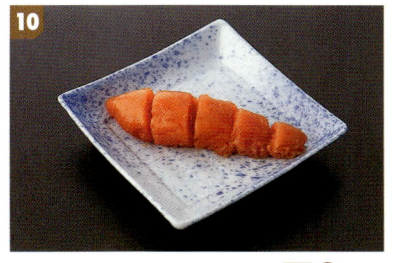

10 タラコ　**70** kcal
重量 50g　プリン体 60.33mg　塩分 2.3g

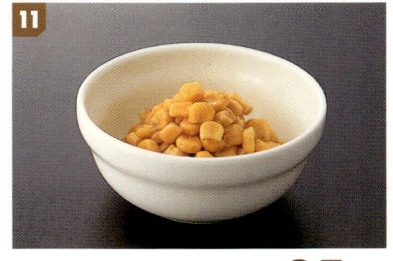

11 バターコーン　**95** kcal
重量 70g　プリン体 0mg　塩分 0.9g

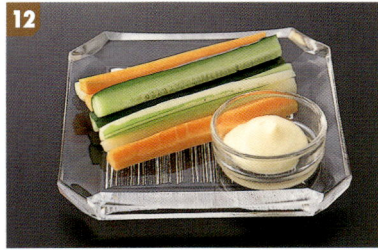

12 スティック野菜（マヨネーズ）　**97** kcal
重量 80g　プリン体 3.00mg　塩分 0.3g

おつまみ

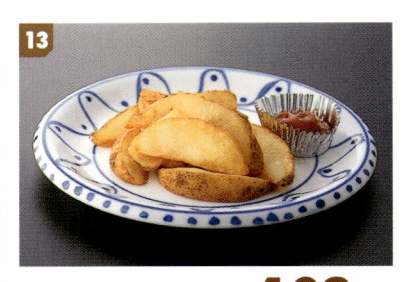

13 ポテトフライ **103**kcal
重量 90g　プリン体 1.44mg　　　　塩分 0.5g

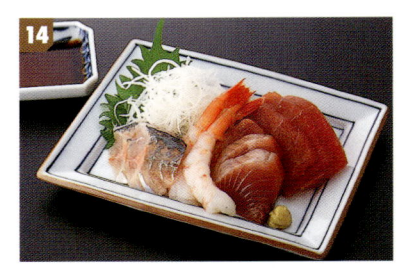

14 刺し身盛り合わせ **134**kcal
重量 110g　プリン体 201.72mg　　　塩分 1.1g

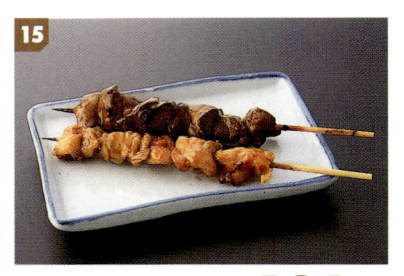

15 焼きとり（レバー＆もも） **136**kcal
重量 80g（各1本）プリン体 176.76mg　塩分 1.0g

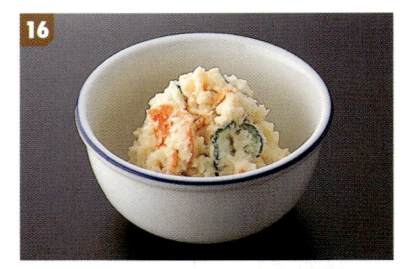

16 ポテトサラダ **157**kcal
重量 125g　プリン体 1.75mg　　　　塩分 0.8g

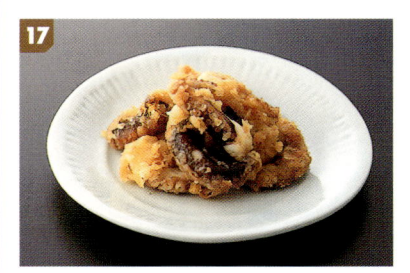

17 イカのげそ揚げ **160**kcal
重量 90g　プリン体 165.47mg　　　塩分 1.2g

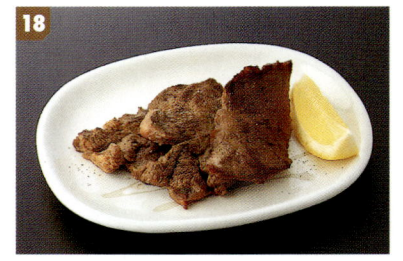

18 牛タン塩焼き **194**kcal
重量 70g　プリン体 58.17mg　　　　塩分 0.9g

> **Point!**
> ビールやワインなどの洋酒と、揚げ物、いため物、ソーセージ、チーズ、ナッツ類などは相性がよいのですが、脂質や塩分のとりすぎを招きます。食べるならどれか1つを選ぶようにしましょう。

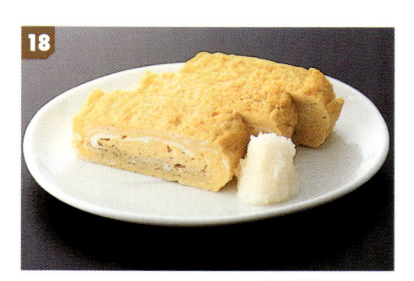

18 だし巻き卵　**194** kcal
重量 140g　プリン体 0.90mg　塩分 1.0g

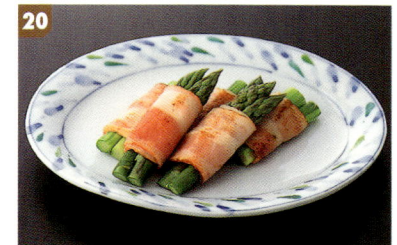

20 アスパラのベーコン巻き　**203** kcal
重量 140g　プリン体 41.90mg　塩分 1.3g

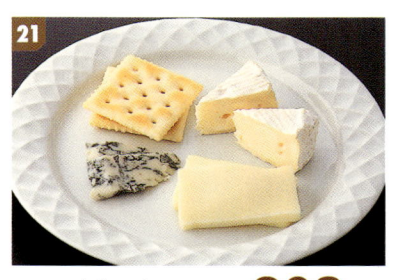

21 チーズ盛り合わせ　**208** kcal
重量 60g　プリン体 3.14mg　塩分 1.6g

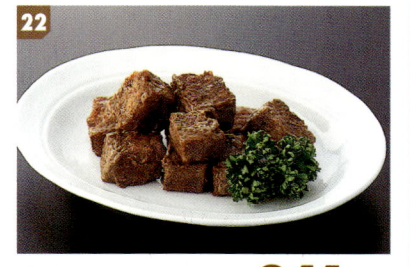

22 牛肉サイコロステーキ　**241** kcal
重量 80g　プリン体 87.83mg　塩分 1.1g

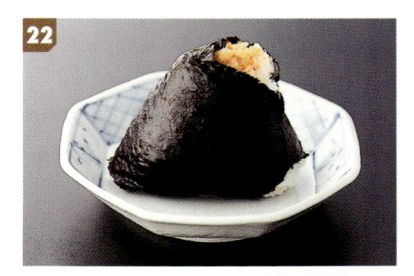

22 おにぎり（サケ）　**241** kcal
重量 130g　プリン体 27.82mg　塩分 0.7g

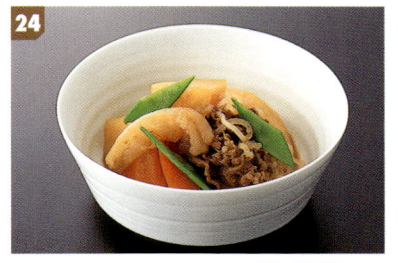

24 肉じゃが　**248** kcal
重量 225g　プリン体 60.25mg　塩分 1.7g

外食編　テイクアウト編　居酒屋編　喫茶店・間食編

おつまみ

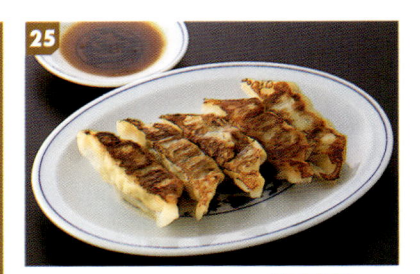

25 ギョーザ 251 kcal
重量 90g　プリン体 4.40mg※　　塩分 1.1g
※ギョーザの皮、豚ひき肉、にらのプリン体データなし

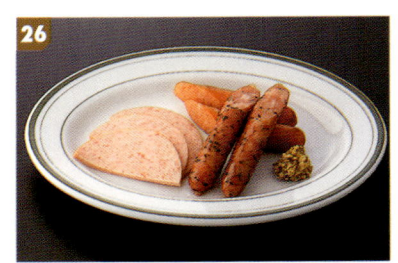

26 ソーセージ盛り合わせ 254 kcal
重量 80g　プリン体 36.37mg　　塩分 1.8g

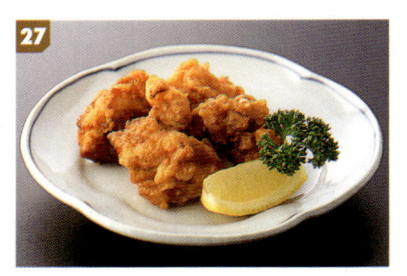

27 鶏肉のから揚げ 259 kcal
重量 100g　プリン体 125.60mg　　塩分 1.0g

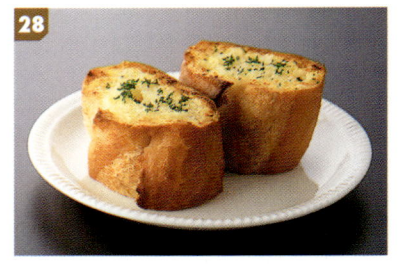

28 ガーリックトースト 271 kcal
重量 80g　プリン体 0.34mg※　　塩分 1.4g
※フランスパンのプリン体データなし

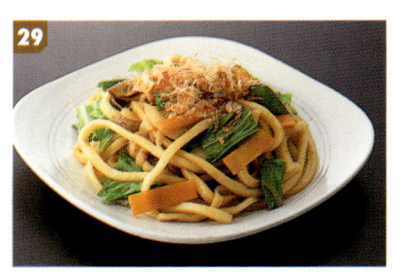

29 焼きうどん 382 kcal
重量 340g　プリン体 8.02mg※　　塩分 2.3g
※うどんのプリン体データなし

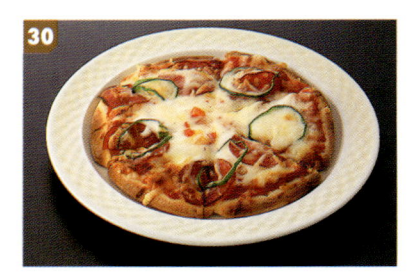

30 ピザ 433 kcal
重量 170g　プリン体 17.18mg※　　塩分 2.3g
※ピザ台のプリン体データなし

Point!
「飲んだあとのラーメンがやめられない！」には原因があります。それは、飲酒すると低血糖になるため、炭水化物がほしくなるのです。しかし、これは内臓脂肪増加の大きな原因になります。せめてうどんやお茶漬けなどでおさめましょう。

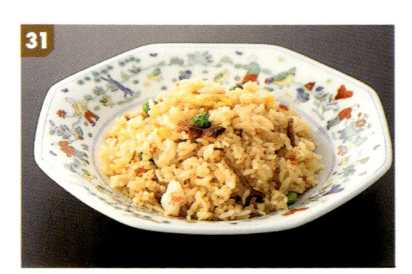

31 チャーハン **453** kcal
重量 275g　プリン体 99.36mg　塩分 1.2g

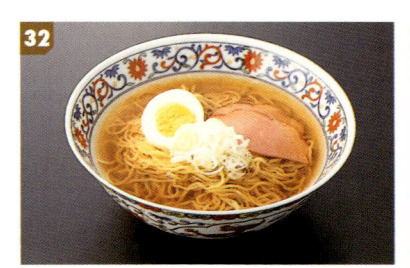

32 ラーメン **454** kcal
重量 520g　プリン体 13.16mg※　塩分 4.7g
※中華めんのプリン体データなし

ひと目でわかるおつまみのプリン体

順位	料理名	プリン体	エネルギー
1	漬物	0 mg	15 kcal
1	冷やしトマト	0 mg	16 kcal
1	バターコーン	0 mg	95 kcal
4	ガーリックトースト	0.34 mg	271 kcal
5	だし巻き卵	0.90 mg	194 kcal
6	ポテトフライ	1.44 mg	103 kcal
7	ポテトサラダ	1.75 mg	157 kcal
8	スティック野菜（マヨネーズ）	3.00 mg	97 kcal
9	チーズ盛り合わせ	3.14 mg	208 kcal
10	ギョーザ	4.40 mg	251 kcal
11	焼きうどん	8.02 mg	382 kcal
12	ラーメン	13.16 mg	454 kcal
13	板わさ	13.31 mg	49 kcal
14	枝豆	14.38 mg	41 kcal
15	きのこのホイル焼き	14.57 mg	13 kcal
16	ピザ	17.18 mg	433 kcal
17	大根サラダ	17.19 mg	34 kcal
18	おにぎり（サケ）	27.82 mg	241 kcal
19	冷ややっこ	36.04 mg	63 kcal
20	ソーセージ盛り合わせ	36.37 mg	254 kcal
21	アスパラのベーコン巻き	41.90 mg	203 kcal
22	ほうれん草のお浸し	53.68 mg	27 kcal
23	牛タン塩焼き	58.17 mg	194 kcal
24	肉じゃが	60.25 mg	248 kcal
25	タラコ	60.33 mg	70 kcal
26	アサリの酒蒸し	64.19 mg	18 kcal
27	牛肉サイコロステーキ	87.83 mg	241 kcal
28	チャーハン	99.36 mg	453 kcal
29	鶏肉のから揚げ	125.60 mg	259 kcal
30	イカのげそ揚げ	165.47 mg	160 kcal
31	焼きとり（レバー＆もも）	176.76 mg	136 kcal
32	刺し身盛り合わせ	201.72 mg	134 kcal

ひと目でわかるおつまみの塩分

順位	料理名	塩分	エネルギー
1	スティック野菜（マヨネーズ）	0.3 g	97 kcal
2	ポテトフライ	0.5 g	103 kcal
2	冷やしトマト	0.5 g	16 kcal
2	枝豆	0.5 g	41 kcal
5	おにぎり（サケ）	0.7 g	241 kcal
6	ポテトサラダ	0.8 g	157 kcal
7	冷ややっこ	0.9 g	63 kcal
7	ほうれん草のお浸し	0.9 g	27 kcal
7	牛タン塩焼き	0.9 g	194 kcal
7	バターコーン	0.9 g	95 kcal
11	鶏肉のから揚げ	1.0 g	259 kcal
11	アサリの酒蒸し	1.0 g	18 kcal
11	焼きとり（レバー＆もも）	1.0 g	136 kcal
11	だし巻き卵	1.0 g	194 kcal
15	ギョーザ	1.1 g	251 kcal
15	牛肉サイコロステーキ	1.1 g	241 kcal
15	刺し身盛り合わせ	1.1 g	134 kcal
18	きのこのホイル焼き	1.2 g	13 kcal
18	イカのげそ揚げ	1.2 g	160 kcal
18	チャーハン	1.2 g	453 kcal
21	板わさ	1.3 g	49 kcal
21	アスパラのベーコン巻き	1.3 g	203 kcal
23	ガーリックトースト	1.4 g	271 kcal
24	大根サラダ	1.5 g	34 kcal
25	チーズ盛り合わせ	1.6 g	208 kcal
26	肉じゃが	1.7 g	248 kcal
27	ソーセージ盛り合わせ	1.8 g	254 kcal
28	漬物	1.8 g	15 kcal
29	焼きうどん	2.3 g	382 kcal
29	ピザ	2.3 g	433 kcal
29	タラコ	2.3 g	70 kcal
32	ラーメン	4.7 g	454 kcal

（96～101ページ）のおつまみ

刺し身

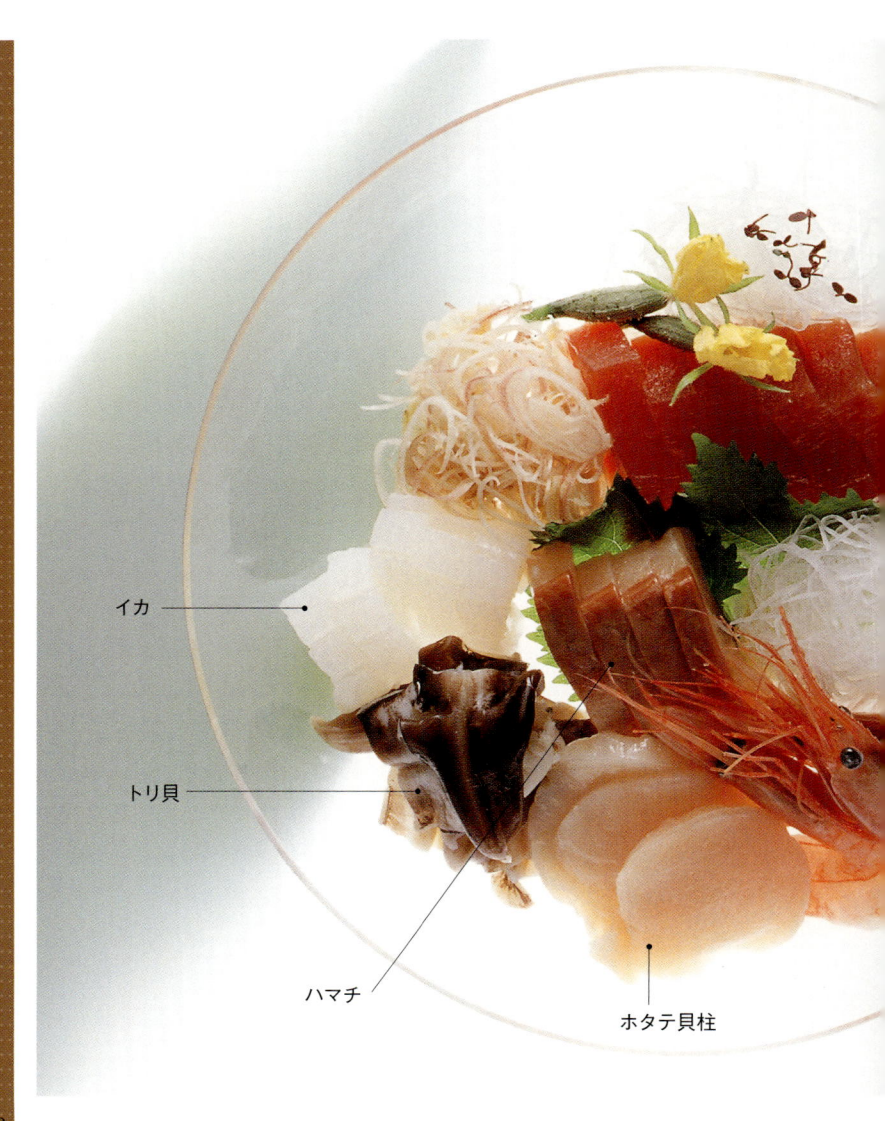

イカ

トリ貝

ハマチ

ホタテ貝柱

Point!

エネルギーは［イカ、タコ、エビ］＜白身魚＜赤身魚＜青背魚の順に高く、コレステロールは魚＜貝類＜［イカ・タコ・エビ］の順に高くなります。青背魚に多く含まれる脂肪酸は血管や血液を健康に保つ働きが期待できるので、5切れまでが目安。

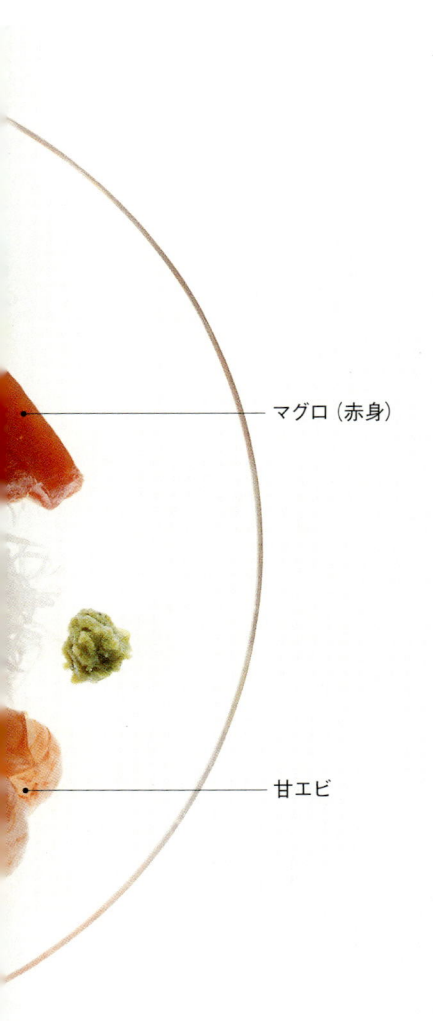

1 甘エビ　5 kcal
重量 6g（1尾）　プリン体 データなし　塩分 0.g

1 トリ貝　5 kcal
重量 6g（1枚）　プリン体 データなし　塩分 0g

3 ホタテ貝柱　14 kcal
重量 14g（1切れ）　プリン体 データなし　塩分 0g

4 イカ　16 kcal
重量 18g（1切れ）　プリン体 32.90mg　塩分 0.1g

5 マグロ（赤身）　18 kcal
重量 14g（1切れ）　プリン体 22.04mg　塩分 0g

6 ハマチ　36 kcal
重量 14g（1切れ）　プリン体 データなし　塩分 0g

— マグロ（赤身）

— 甘エビ

天ぷら

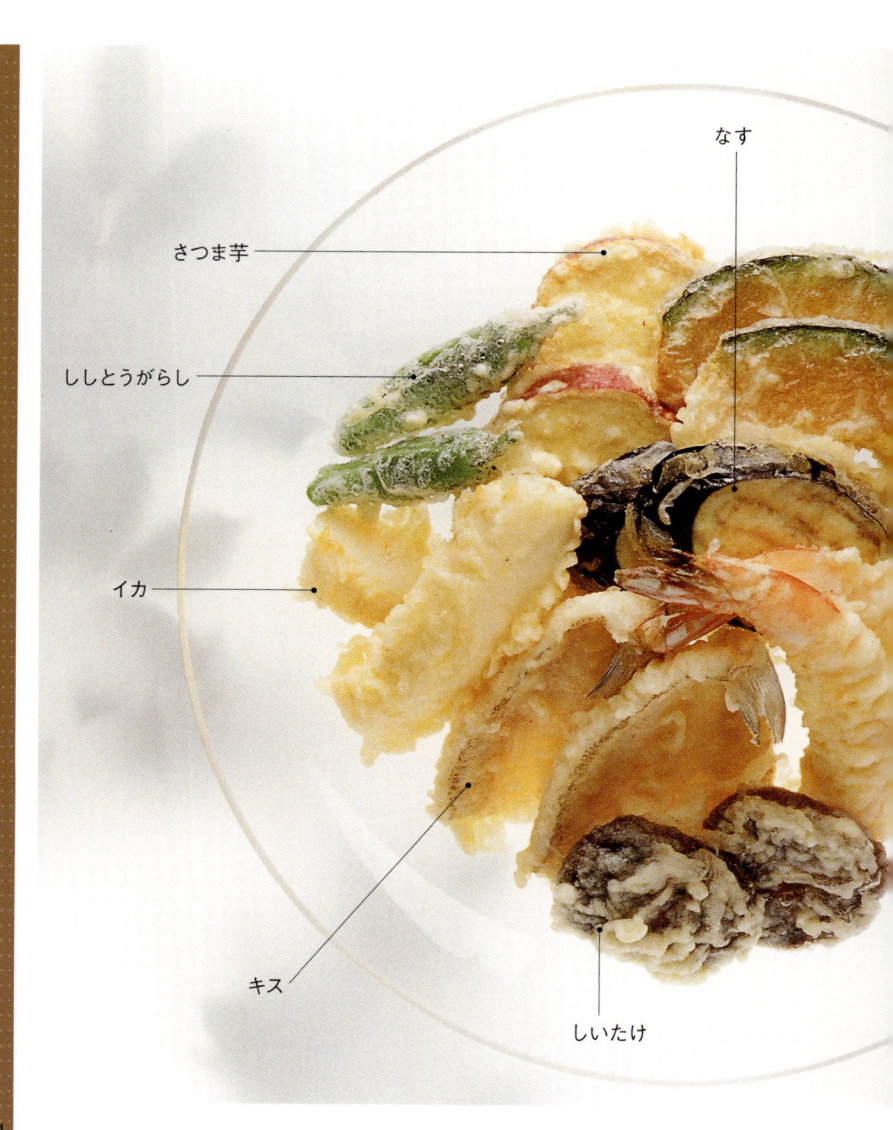

なす

さつま芋

ししとうがらし

イカ

キス

しいたけ

Point!

ねたに野菜が多いとはいえ、衣が厚いほど揚げ油を吸っているので高エネルギーです。特にかき揚げやなすは要注意。盛り合わせ1人前で1日の脂質摂取目安量である50〜60gの半分以上をとってしまうこともあるので、そのことをお忘れなく。

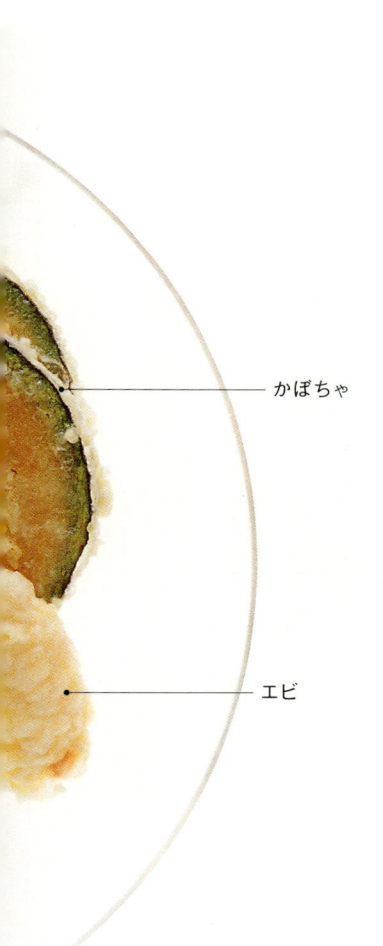

かぼちゃ

エビ

1 ししとうがらし　**15** kcal
重量 5g(1本)　プリン体 データなし　塩分 0g

2 なす　**44** kcal
重量 15g(1切れ)　プリン体 8.16mg　塩分 0g

3 エビ　**52** kcal
重量 20g(1本)　プリン体 29.30mg　塩分 0.1g

3 しいたけ　**52** kcal
重量 15g(1個)　プリン体 3.68mg　塩分 0g

5 さつま芋　**74** kcal
重量 25g(1切れ)　プリン体 データなし　塩分 0g

6 キス　**87** kcal
重量 25g(1尾)　プリン体 36.78mg　塩分 0.1g

7 かぼちゃ　**99** kcal
重量 30g(1切れ)　プリン体 データなし　塩分 0g

7 イカ　**99** kcal
重量 30g(1切れ)　プリン体 55.61mg　塩分 0.3g

おでん

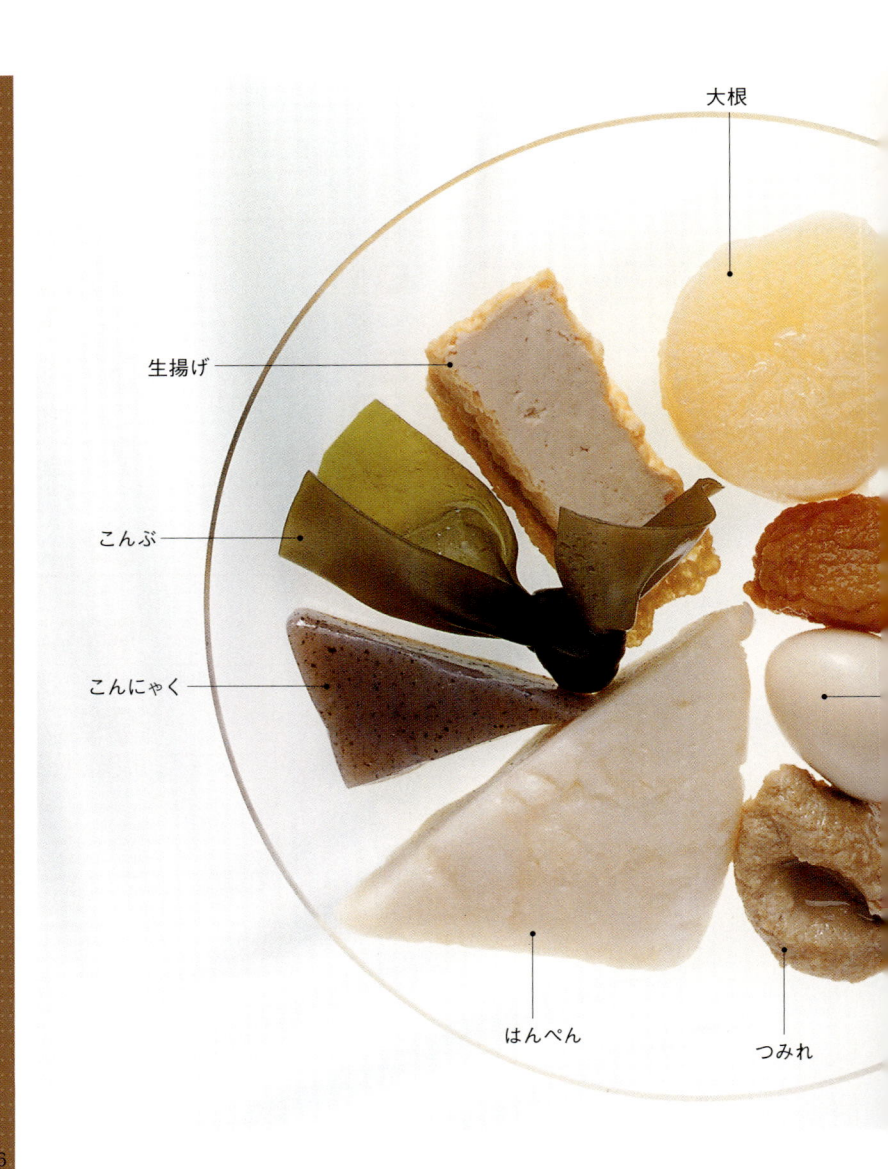

大根

生揚げ

こんぶ

こんにゃく

はんぺん

つみれ

Point!

おでんは、具の中まで味がしみ込んでいますし、練り製品などは具そのものにも塩分があるので、塩分が多い料理の代表選手だということを自覚しておきましょう。汁は飲まないように。

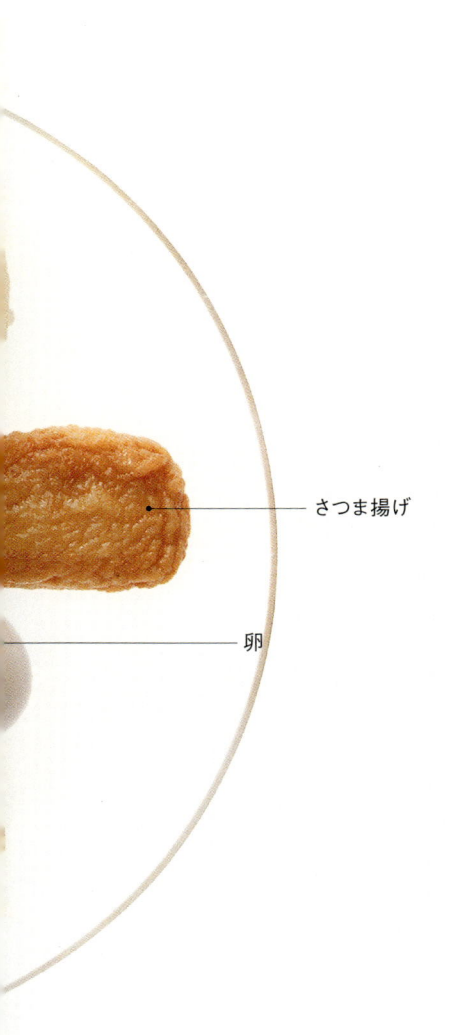

さつま揚げ

卵

1 こんにゃく　**2** kcal
重量 40g　プリン体 データなし　　塩分 0.3g

2 こんぶ　**12** kcal
重量 20g　プリン体 3.71mg　　塩分 0.3g

3 大根　**22** kcal
重量 120g　プリン体 データなし　　塩分 1.0g

4 つみれ　**34** kcal
重量 30g　プリン体 20.29mg　　塩分 0.9g

5 はんぺん　**56** kcal
重量 60g　プリン体 データなし　　塩分 1.3g

6 卵　**68** kcal
重量 45g　プリン体 0mg　　塩分 0.3g

7 さつま揚げ　**83** kcal
重量 60g　プリン体 12.85mg　　塩分 1.5g

8 生揚げ　**105** kcal
重量 70g　プリン体 データなし　　塩分 0.6g

外食編

テイクアウト編

居酒屋編

喫茶店・間食編

焼きとり

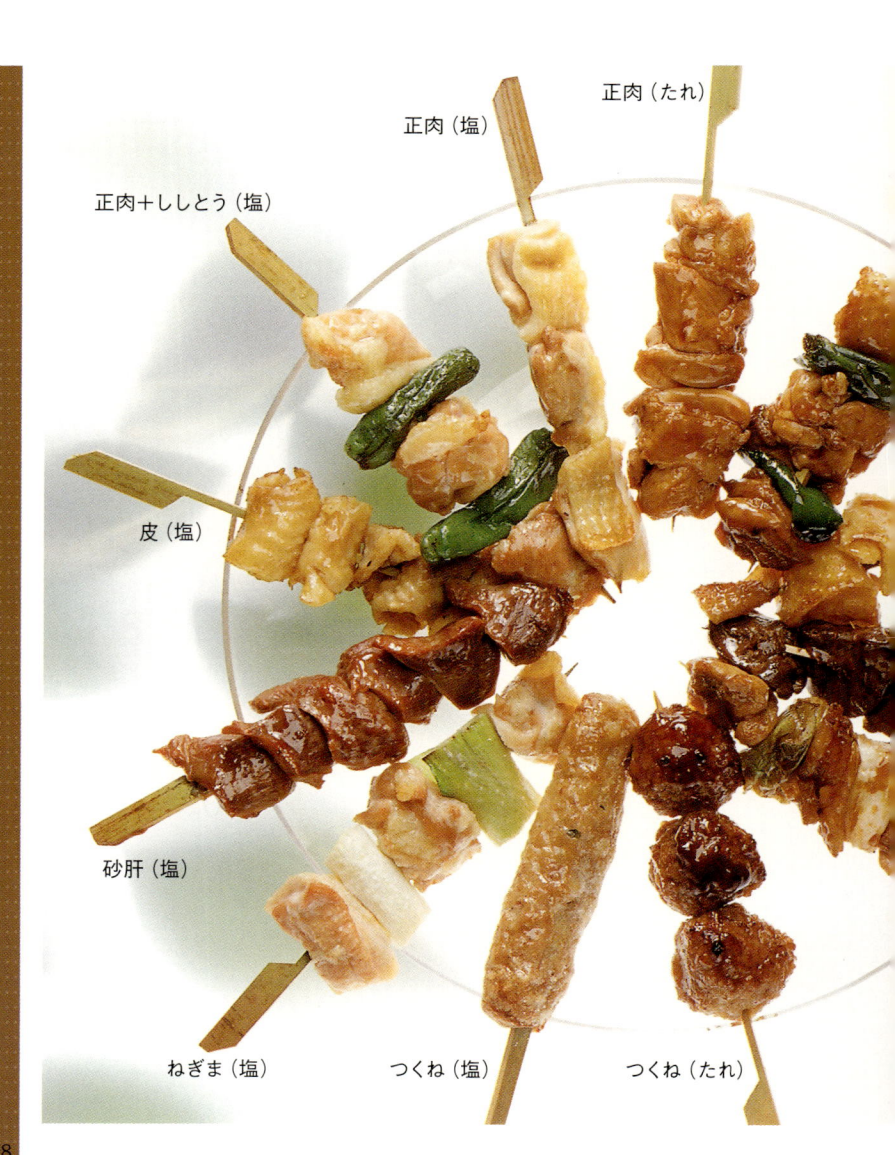

正肉（たれ）

正肉（塩）

正肉＋ししとう（塩）

皮（塩）

砂肝（塩）

ねぎま（塩）　　つくね（塩）　　つくね（たれ）

Point!

塩よりたれ、皮なしより皮つき、野菜ありより野菜なし(肉のみ)のほうが高エネルギー。串焼きが主菜なら1食4～5本(200～300kcal)が目安。ピーマンやしいたけ、ししとう焼きなどを2～3本加えればエネルギーを上げずに栄養バランスが調います。

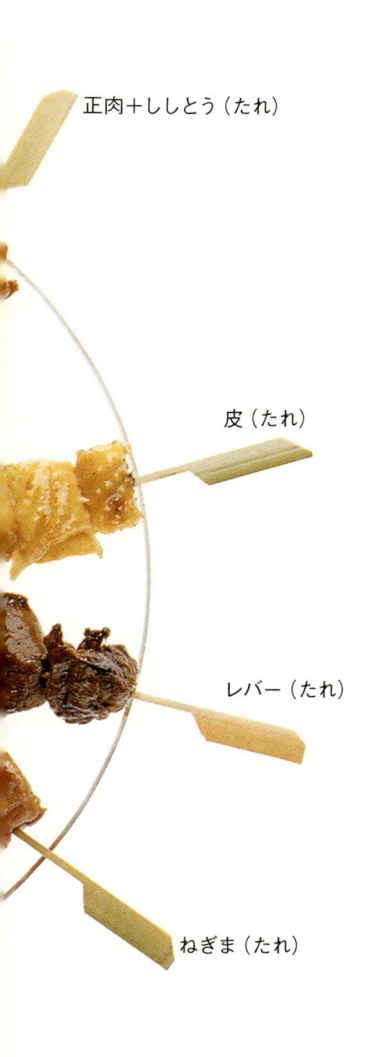

正肉+ししとう(たれ)

皮(たれ)

レバー(たれ)

ねぎま(たれ)

1 砂肝(塩) 28kcal
重量 30g　プリン体 42.67mg　　塩分 0.3g

2 レバー(たれ) 35kcal
重量 30g　プリン体 93.67mg　　塩分 0.3g

3 つくね(塩) 57kcal
重量 30g　プリン体 データなし　塩分 0.4g

4 正肉(塩) 60kcal
重量 30g　プリン体 36.86mg　　塩分 0.3g

5 ねぎま(塩) 71kcal
重量 40g　プリン体 45.08mg　　塩分 0.3g

6 正肉+ししとう(塩) 72kcal
重量 40g　プリン体 43.01mg　　塩分 0.3g

7 正肉(たれ) 73kcal
重量 35g　プリン体 43.01mg　　塩分 0.3g

8 ねぎま(たれ) 75kcal
重量 40g　プリン体 45.08mg　　塩分 0.4g

9 正肉+ししとう(たれ) 76kcal
重量 40g　プリン体 43.01mg　　塩分 0.4g

10 つくね(たれ) 85kcal
重量 45g　プリン体 データなし　塩分 0.4g

11 皮(塩) 128kcal
重量 25g　プリン体 29.92mg　　塩分 0.3g

12 皮(たれ) 131kcal
重量 25g　プリン体 29.92mg　　塩分 0.3g

外食編 / テイクアウト編 / 居酒屋編 / 喫茶店・間食編

おつまみ（珍味）

Point! 少量でも高塩分。のどが渇けば酒もすすみ、塩分、エネルギーともにとりすぎを招きます。また、プリン体、コレステロールも多いので、できれば避けましょう。食べるなら皿に出す習慣を。

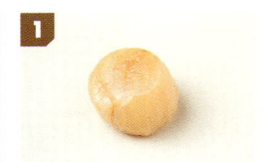

1 ホタテ貝柱（味つき） **9** kcal
重量 10g（1個）　塩分 0.1g

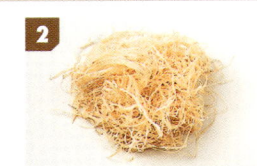

2 切りイカ（乾燥） **15** kcal
重量 5g　塩分 0.3g

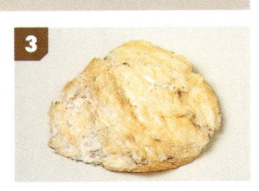

3 焼きカワハギ **30** kcal
重量 10g（1枚）　塩分 0.5g

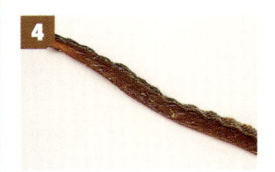

4 サケ（薫製） **32** kcal
重量 20g　塩分 0.8g

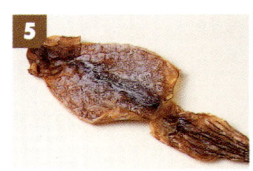

5 するめあたりめ **33** kcal
重量 10g　塩分 0.2g

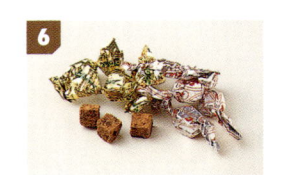

6 マグロ（味つき） **37** kcal
重量 12g（10個）　塩分 0.8g

7 酢イカ **41** kcal
重量 20g　塩分 1.1g

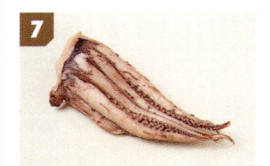

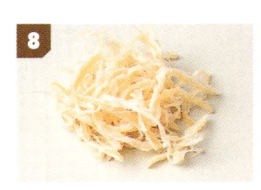

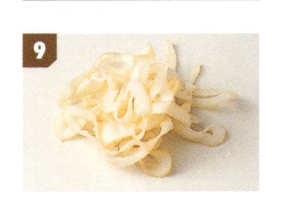

8 さきイカ **56** kcal
重量 20g　塩分 1.4g　プリン体 18.88mg

9 イカ（薫製） **62** kcal
重量 30g　塩分 1.8g

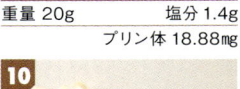

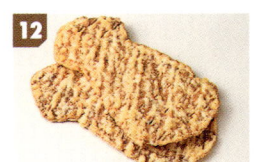

10 ビーフジャーキー **63** kcal
重量 20g　塩分 1.0g

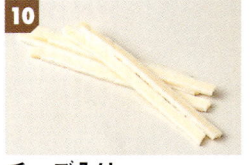

10 チーズ入りタラ **63** kcal
重量 20g　塩分 0.6g

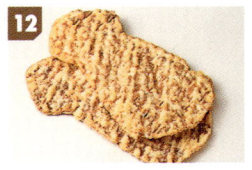

12 イカ天 **149** kcal
重量 30g（2枚）　塩分 0.7g

*プリン体のデータがあるもののみ算出。

おつまみ（ナッツ）

Point!
ナッツ自体はコレステロールはゼロですが、小魚が入るとコレステロール量もアップします。20gでごはん茶わん約½杯分（70g）に相当するので少量を皿に出して食べるようにしましょう。

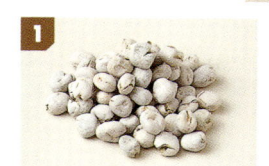

1 塩豆（塩えんどう） 73kcal
重量20g　塩分0.3g

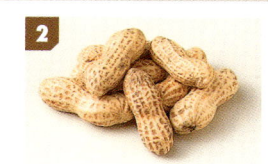

2 落花生（いり・殻つき） 88kcal
重量20g（正味15g）　塩分0.5g
プリン体7.37mg

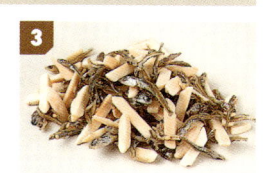

3 小魚アーモンド 96kcal
重量20g　塩分0.2g
プリン体77.75mg

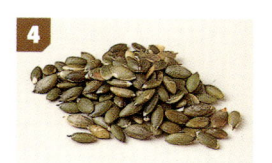

4 かぼちゃの種（いり・味つけ） 115kcal
重量20g　塩分0g

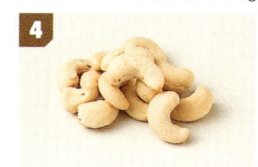

4 カシューナッツ（フライ・味つけ） 115kcal
重量20g（14粒）　塩分0.1g

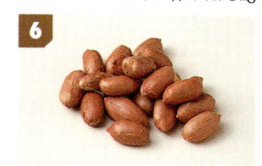

6 落花生（いり・殻なし） 117kcal
重量20g　塩分0g
プリン体9.82mg

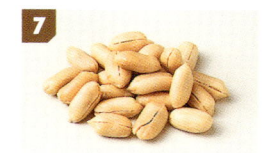

7 バターピーナッツ 118kcal
重量20g　塩分0.1g
プリン体9.82mg

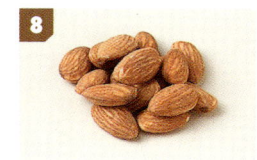

8 アーモンド（フライ・味つけ） 121kcal
重量20g（16粒）　塩分0.1g
プリン体6.28mg

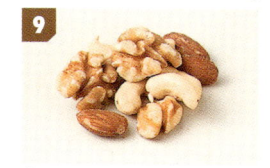

9 ミックスナッツ 124kcal
重量20g　塩分0.1g

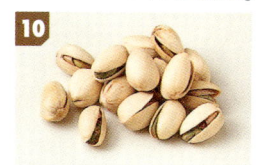

10 ピスタチオ（いり・味つけ） 135kcal
重量40g（正味22g）　塩分0.2g

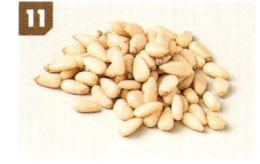

11 まつの実（いり） 138kcal
重量20g　塩分0g

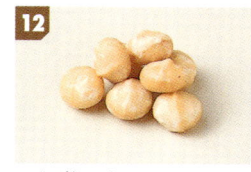

12 マカデミアナッツ（いり・味つけ） 144kcal
重量20g（8粒）　塩分0.1g

外食編　テイクアウト編　居酒屋編　喫茶店・間食編

＊プリン体のデータがあるもののみ算出。

メタボ撃退アドバイス

メタボになるかメタボから脱却するかの境目は、賢い食べ方にあり

Column Exercise

意識せずにしたり食べたりしていることが、確実にメタボにつながっています。減らした分、あるいは食べた分のエネルギーと、それを消費するにはどれだけの運動が必要なのかを一覧にしました。これを見ると、賢い食べ方をすることがメタボ撃退のためにどれだけ重要なことか意識できるのではないでしょうか。賢く食べるか、余分に食べた分は運動で減らすか、あなたはどちら？

メタボを撃退する食べ方

		エネルギー	運動換算(速歩)※1
1	クロワッサンを**ロールパンにする**	−39 kcal	13分
2	**ドレッシングを控えめ**(10g減)にかける	−41 kcal	14分
3	缶コーヒー(1缶160g)を**お茶にかえる**	−61 kcal	20分
4	から揚げを**1個残す**	−85 kcal	28分
5	コーラ(Mサイズ)を**お茶にかえる**	−129 kcal	43分
6	ロースカツをやめて**ヒレカツを選ぶ**	−148 kcal	49分
7	半ライス(125g)を**やめる**	−210 kcal	1時間10分
8	ポテトフライ(Mサイズ)を**やめる**	−291 kcal	1時間37分
9	カツ丼を**親子丼にする**	−384 kcal	2時間8分
10	飲み会(宴会)※2を**キャンセルする**	−1350 kcal	7時間30分

※1：体重60kgの場合
※2：ビールグラス1杯、日本酒1合、焼酎ロック1杯、刺し身盛り合わせ、天ぷら、焼きとり、焼きおにぎり、揚げ出し豆腐

ポテトフライ(Mサイズ) = 速歩 1時間37分

メタボへの道まっしぐらの食べ方

		エネルギー	運動換算(速歩)※1
1	**バターを多め**(4g増)に塗る	30 kcal	10分
2	**マヨネーズを多め**(8g増)にかける	54 kcal	18分
3	グラスワイン(100mℓ)を**おかわりする**	73 kcal	24分
4	ごはんを**大盛り**(50g)にする	84 kcal	28分
5	みたらし団子1串を食べる	118 kcal	39分
6	ミックスナッツ(20g)を**オーダーする**	124 kcal	41分
7	フランスパン1切れ(50g)を**追加する**	140 kcal	47分
8	スパゲティを**大盛り**(50g増)にする	189 kcal	1時間3分
9	ビール中ジョッキ(500mℓ)を**おかわりする**	202 kcal	1時間7分
10	**カレーパンを食べる**	248 kcal	1時間23分
11	**カップラーメンを食べる**	363 kcal	2時間1分
12	**ポテトチップス1袋を食べる**	556 kcal	3時間5分
13	**25センチのミックスピザ1枚を食べる**	1222 kcal	6時間47分

25センチのピザ1枚 = 速歩 6時間47分

喫茶店・間食編

喫茶店で一服し、缶コーヒーを買って飲み、小腹がすいたらお菓子をつまみ……、と1日の中で知らず知らずに食事以外の食べ物や飲み物を何度も口にしていませんか。「ちりも積もれば〜」ですから、無意識に食べないで1日分の限度は決めておきましょう。

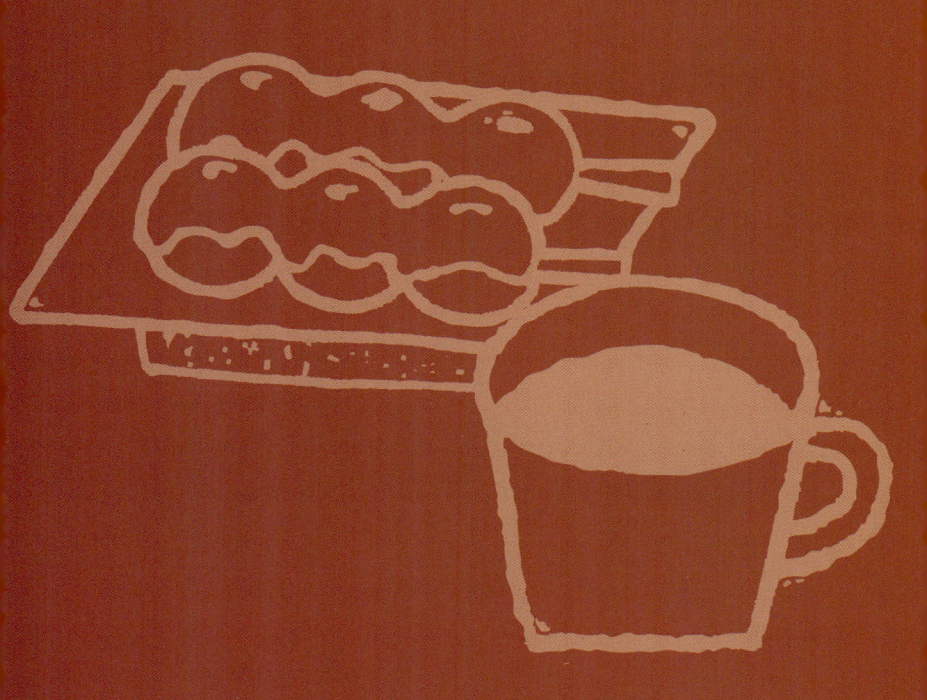

軽食

Point! 小腹がすいたときに気軽に食べていませんか。エネルギーが高く、ほとんど炭水化物。ソースやマヨネーズなどは控えめに。サンドイッチの具はマヨネーズを多く使っているものは要注意。

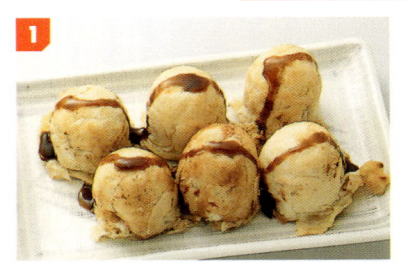

1 たこ焼き 270kcal 塩分 1.9g

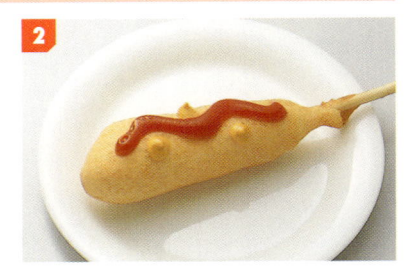

2 アメリカンドッグ 289kcal 塩分 1.6g

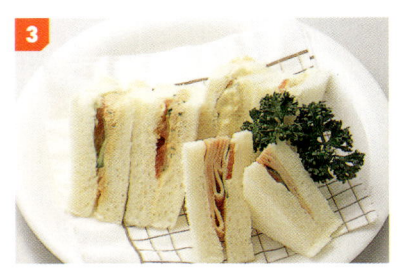

3 ミックスサンドイッチ 389kcal 塩分 1.8g

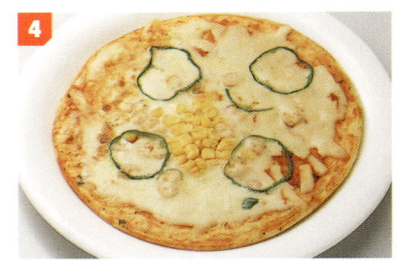

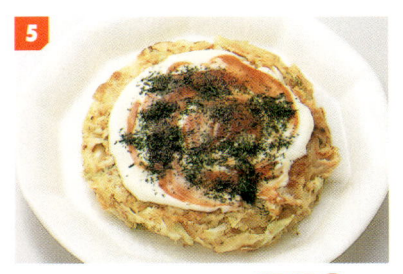

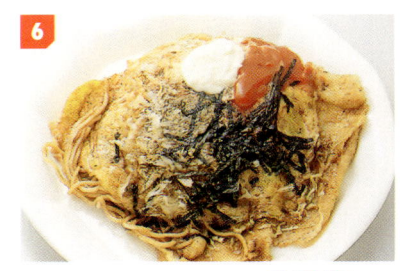

4 ピザ 538kcal 塩分 4.1g

5 お好み焼き 553kcal 塩分 2.9g

6 広島焼き 633kcal 塩分 3.0g

コーヒー・紅茶

Point! コーヒーや紅茶そのもののエネルギーは極わずか。自分でいれたりお店で飲んだりするときは、砂糖やクリームの量でエネルギー調整しましょう。調整ができない缶やペットボトルより安心。

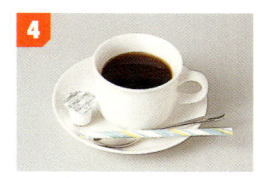

コーヒー

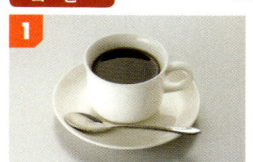

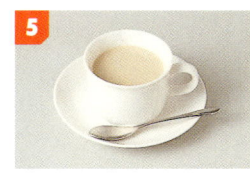

1 コーヒー（ブラック） **6** kcal　150g

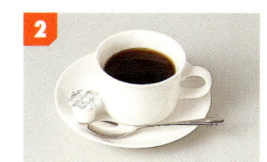

2 コーヒー（クリーム入り） **17** kcal　155g

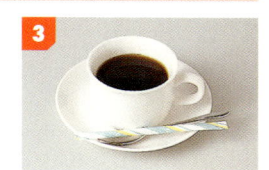

3 コーヒー（砂糖入り） **21** kcal　154g

4 コーヒー（砂糖+クリーム入り） **32** kcal　159g

5 カフェオレ **54** kcal　156g　塩分 0.1g

紅茶

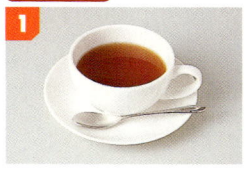

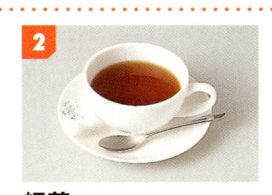

1 紅茶（ストレート・無糖） **2** kcal　150g

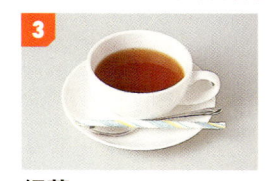

2 紅茶（クリーム入り） **12** kcal　155g

3 紅茶（砂糖入り） **17** kcal　154g

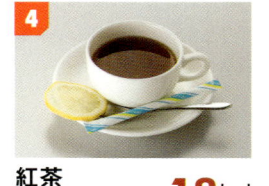

4 紅茶（砂糖+レモン入り） **18** kcal　159g

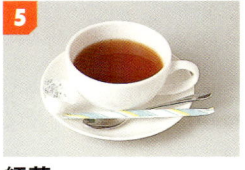

5 紅茶（砂糖+クリーム入り） **27** kcal　159g

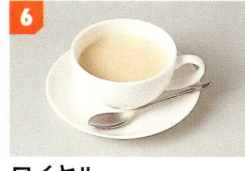

6 ロイヤルミルクティー **119** kcal　209g　塩分 0.2g

外食編 / テイクアウト編 / 居酒屋編 / 喫茶店・間食編

115

缶コーヒー

Point! 缶コーヒーは1本60kcal前後ですが、毎食後に飲んでいると、知らず知らずのうちにエネルギーや糖分のとりすぎにつながります。コーヒー好きの人は2本目以降は0kcalのブラックがおすすめ。

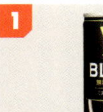

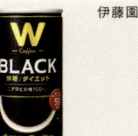

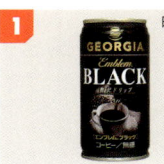

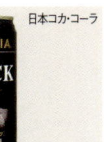

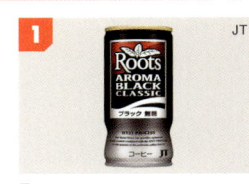

1 W BLACK　伊藤園
0 kcal　1本分（190g）

1 ジョージア エンブレム ブラック　日本コカ・コーラ
0 kcal　1本分（190g）

1 Roots アロマブラック　JT
0 kcal　1本分（185g）

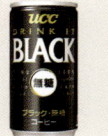

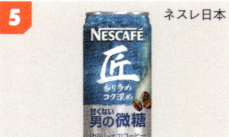

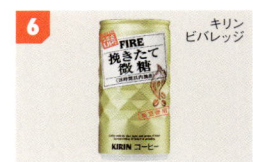

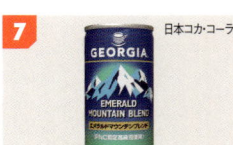

1 UCC BLACK無糖　UCC
0 kcal　1本分（185g）

5 ネスカフェ 匠 男の微糖　ネスレ日本
31 kcal　1本分（185g）

6 キリン ファイア 挽きたて微糖　キリンビバレッジ
32 kcal　1本分（190g）

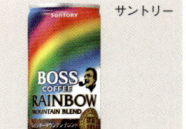

7 キリン ファイア スペシャル　キリンビバレッジ
63 kcal　1本分（190g）

7 ジョージア エメラルド マウンテンブレンド　日本コカ・コーラ
63 kcal　1本分（190g）

9 ボス レインボー マウンテンブレンド　サントリー
67 kcal　1本分（190g）

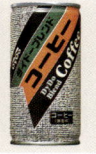

9 ダイドー ブレンド コーヒー　ダイドードリンコ
67 kcal　1本分（190g）

11 ワンダ モーニングショット　アサヒ飲料
68 kcal　1本分（190g）

12 UCC COFFEE ミルク&コーヒー　UCC
115 kcal　1本分（250g）

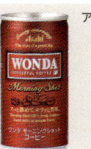

飲み物

Point! 昼食用の飲み物にはカロリーのないお茶がベスト。野菜不足のときは、野菜のおかず代わりにはなりませんが、野菜ジュースもよいでしょう。ただし、甘くて飲みやすい分、糖分が高め。

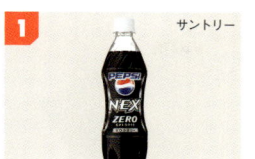

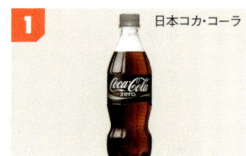

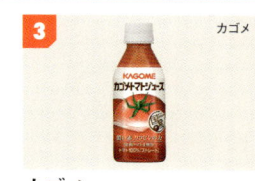

1 サントリー
ペプシネックス **0**kcal
1本分(500ml)

1 日本コカ・コーラ
コカ・コーラ ゼロ **0**kcal
1本分(500ml)

3 カゴメ
カゴメ トマトジュース **55**kcal
1本分(280g)

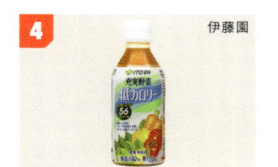

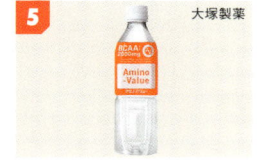

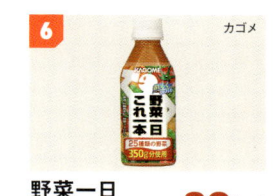

4 伊藤園
充実野菜 低カロリー **56**kcal
1本分(280g)

5 大塚製薬
アミノバリュー **60**kcal
1本分(500ml)

6 カゴメ
野菜一日 これ一本 **82**kcal
1本分(280g)

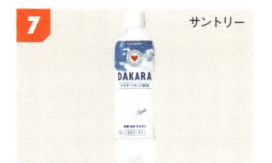

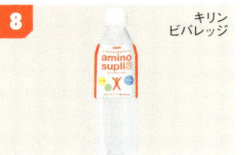

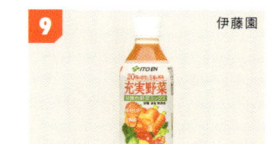

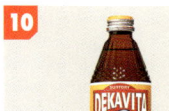

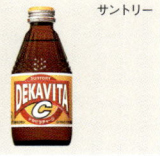

7 サントリー
ライフパートナー DAKARA **85**kcal
1本分(500ml)

8 キリンビバレッジ
キリン アミノサプリ トリプル **90**kcal
1本分(500ml)

9 伊藤園
充実野菜 緑黄色野菜 ミックス **92**kcal
1本分(280g)

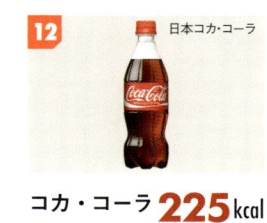

10 サントリー
デカビタC **113**kcal
1本分(210ml)

11 明治乳業
明治 おいしい牛乳 **137**kcal
1本分(200ml)

12 日本コカ・コーラ
コカ・コーラ **225**kcal
1本分(500ml)

甘味・おやつ

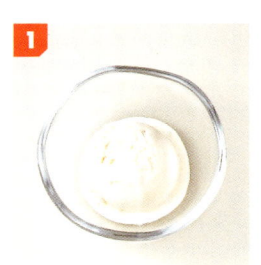

1 アイスクリーム **36** kcal
重量 20g (50mℓ) 塩分 0.1g

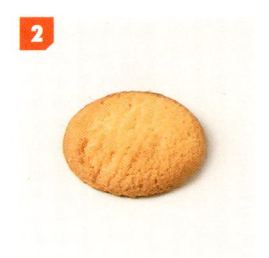

2 ソフトビスケット **42** kcal
重量 8g 塩分 0g

3 ミルクチョコレート **56** kcal
重量 10g (1/5枚) 塩分 0g

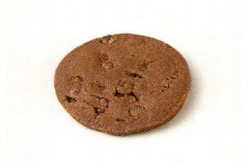

4 チョコレートクッキー **62** kcal
重量 12g 塩分 0g

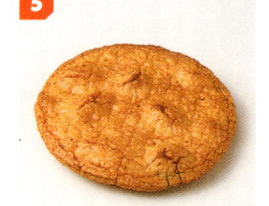

5 かた焼きせんべい (しょうゆ) **85** kcal
重量 23g 塩分 0.5g

6 ワッフル **102** kcal
重量 40g 塩分 0.1g

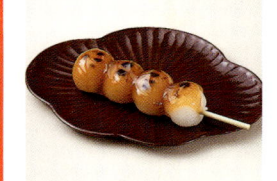

7 串団子 (しょうゆ) **118** kcal
重量 60g 塩分 0.4g

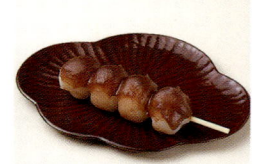

8 串団子 (あん) **131** kcal
重量 65g 塩分 0g

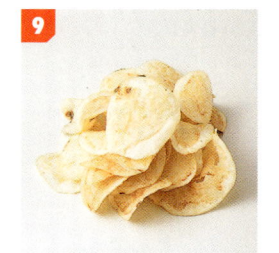

9 ポテトチップス (塩味) **139** kcal
重量 25g (1/4袋) 塩分 0.3g

Point!
ケーキやクッキーはバターや生クリーム、卵などが使われているので、串団子やせんべいと比べると高脂質・高エネルギー・高コレステロールになりがちです。おやつは食べるなら夕食前までに。夕食後や寝る前のおやつは内臓脂肪増加を招きます。

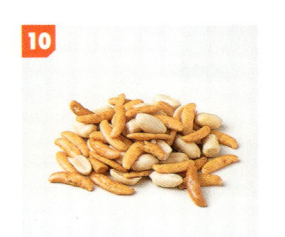

10 柿の種 ピーナッツ入り　**147** kcal
重量 30g　　塩分 0.3g

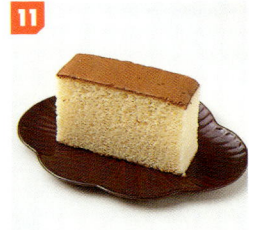

11 カステラ　**160** kcal
重量 50g　　塩分 0.1g

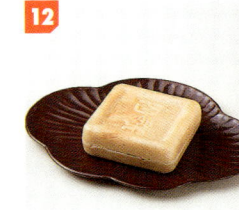

12 もなか　**171** kcal
重量 60g　　塩分 0g

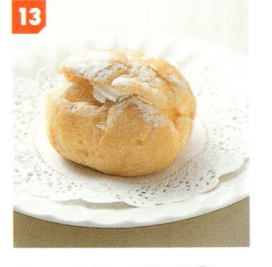

13 シュークリーム　**172** kcal
重量 70g　　塩分 0.2g

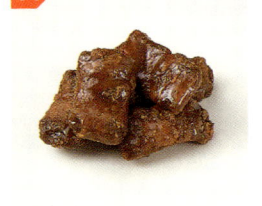

14 かりんとう　**185** kcal
重量 42g（5個）　　塩分 0g

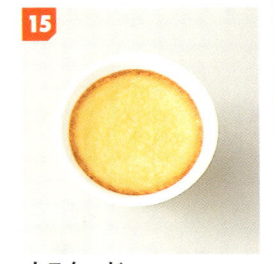

15 カスタードプリン　**189** kcal
重量 150g　　塩分 0.3g

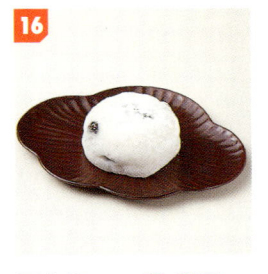

16 豆大福　**247** kcal
重量 105g　　塩分 0.1g

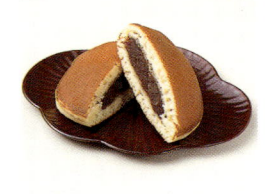

17 どら焼き　**256** kcal
重量 90g　　塩分 0.3g

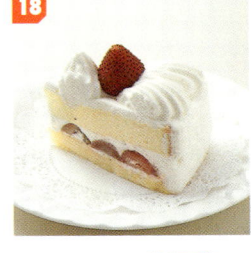

18 ショートケーキ　**378** kcal
重量 110g　　塩分 0.2g

外食編 / テイクアウト編 / 居酒屋編 / 喫茶店・間食編

メタボ撃退アドバイス
苦しくてもめんどうくさくても体を動かす習慣を！

❶ Ex分の生活活動量

低 ← 強度 → 高

20分
- 歩行
- 部屋の掃除
- 洗車
- 日曜大工
- その他 ギターを弾く 買い物

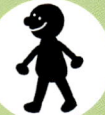

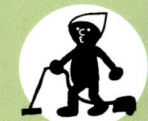

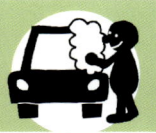

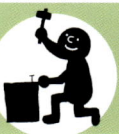

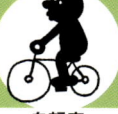

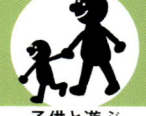

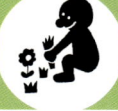

15分
- 自転車
- 子供と遊ぶ
- 庭仕事
- ペットと散歩
- その他 介護 ドラムをたたく 畑仕事

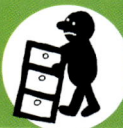

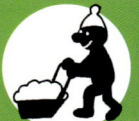

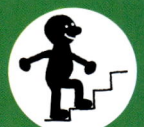

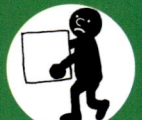

10分
- 家具の移動
- 雪かき

7〜8分
- 階段の上り
- 重い荷物を運ぶ

　積極的に体を動かすことが健康のために必要なことは周知の事実。とはいっても「日ごろから運動していたらメタボになんかなっていない……」という声も聞こえてきそうなくらい、メタボの人は自分の運動不足を自覚している人が多いのではないでしょうか。

　体を動かすことはエネルギーを消費するだけではなく、体力アップにつながりますから、より若い体を維持するためにも、体を動かすことが習慣になるようにがんばりましょう。

　メタボ解消のために「生活活動量（普通の生活の中で行なう活動）」と「運動量（スポーツなど意識的に行なう運動）」を1Ex※（エクササイズ）という単位で示します。

　1週間に23Ex以上を目標にしましょう。このうち、「運動」が4Ex以上になるのが理想です。

Column Exercise

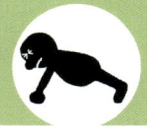

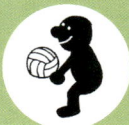

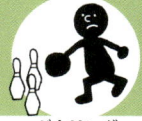

1週間のエクササイズの目標量 = 23Ex
（このうち、4Ex 以上は「運動」が理想）

❶ Ex分の運動量

低 ← 強度 → 高

- **20分**：軽い筋トレ、バレーボール、ボウリング
- **15分**：ウォーキング、体操、ゴルフ、野球（その他 太極拳、バドミントン、卓球）
- **10分**：軽いジョギング、テニス、スキー、バスケットボール（その他 筋トレ（高強度）、サッカー、エアロビクス）
- **7～8分**：ランニング、水泳、空手

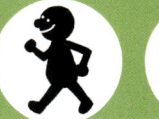

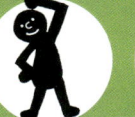

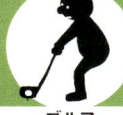

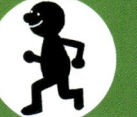

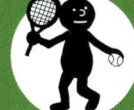

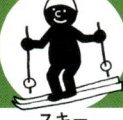

上記は「健康づくりのための運動指針2006〈エクササイズガイド2006〉」（厚生労働省）を基に、わかりやすく改編したものです。なお、歩数計を利用して記録する場合は、1000歩＝歩行10分として換算します。

※ Ex＝エクササイズ。活動の強さに活動時間をかけた「活動量」を表わす単位。

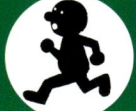

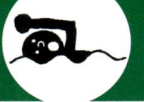

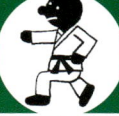

Exの計算の仕方

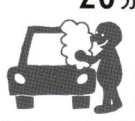

例 洗車を50分した場合 → 20分1Exなので **2.5Ex**

例 ウォーキングを30分した場合 → 15分1Exなので **2Ex**

食事バランスガイドで「食事の基本」を知る

「食事バランスガイド」（コマの形の図）は健康的な食事のとり方や量を示したものです。これはメタボ解消のための食事としても有効です。表から自分の適量を調べてみましょう。

ただし、健康な人を対象としたものなので、糖尿病、高血圧などで病院または管理栄養士から食事指導を受けている人は、それに従ってください。

123ページからの料理索引にサービング数（つ[SV]＝食事の提供量）を掲載しましたので、参考にしてください。さらに10ページで紹介した『メタボ手帳』を使えば、記入しやすく、1週間ごとに集計できるので、食事管理におすすめです。

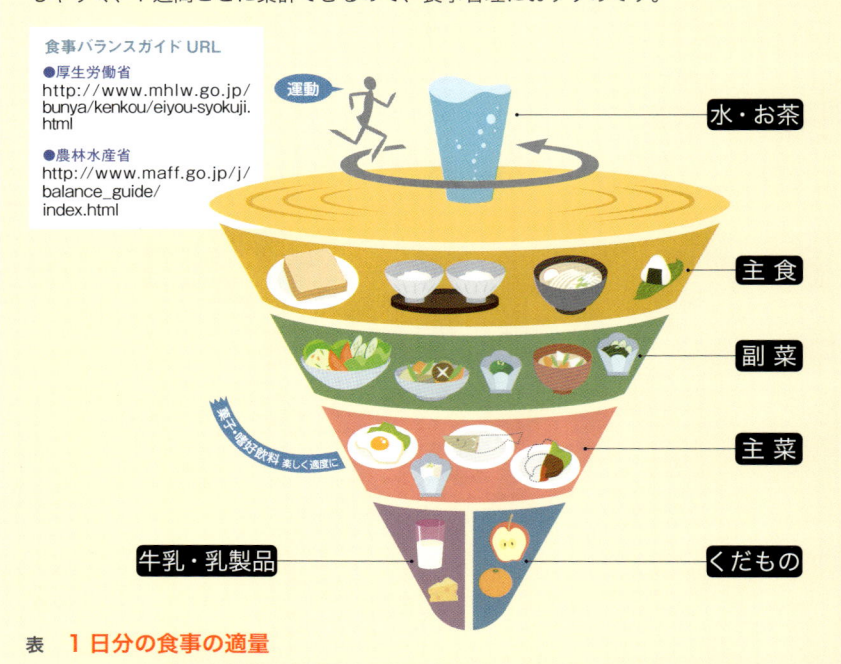

食事バランスガイド URL
- 厚生労働省 http://www.mhlw.go.jp/bunya/kenkou/eiyou-syokuji.html
- 農林水産省 http://www.maff.go.jp/j/balance_guide/index.html

表　1日分の食事の適量

活動量※1	性別※2	エネルギー	主食	副菜	主菜	牛乳・乳製品	くだもの
低い	女性	1400～2000kcal	4～5つ(SV)	5～6つ(SV)	3～4つ(SV)	2つ(SV)	2つ(SV)
ふつう以上	女性	2200kcal ±200kcal	5～7つ(SV)	5～6つ(SV)	3～5つ(SV)	2つ(SV)	2つ(SV)
低い	男性						
ふつう以上	男性	2400～3000kcal	6～8つ(SV)	6～7つ(SV)	4～6つ(SV)	2～3つ(SV)	2～3つ(SV)

※1 「低い」：一日中座っていることがほとんどの人。「ふつう」：「低い」に該当しない人。　さらに強い運動や労働を行なっている人は、適宜調整が必要。　※2 男性、女性とも18～69歳対象。

料理索引とサービング数一覧

「食事バランスガイド」を参考にサービング数（つ[SV]）を算出した。0.5単位とし、0または四捨五入して0.5に満たないものは空欄とした。「くだもの」の項目は、この本の食品においてはすべて空欄だったため、省略した。「食事バランスガイド」では、「菓子・嗜好飲料」のサービング数の目安の設定はなく、「楽しく適度に」とあるため、サービング数は空欄としたが、栄養的には1日に200kcalまでが目安とされる。ただし、種実類は「副菜」、牛乳は「牛乳・乳製品」の項目に含まれるので、それぞれの欄にサービング数を記した。

食品区分	食品名	主食	副菜	主菜	乳製品・牛乳	ページ
菓・嗜	アーモンド（フライ・味つけ）		0.5			111
菓・嗜	アイスクリーム					118
主菜	アサリの酒蒸し おつまみ			0.5		96
主菜	アサリのスープスパゲティ	2.0	1.0			42
	アジの塩焼き定食	127ｼﾞ定食へ				12
主菜	アジフライ		2.0	4.0		45
	アジフライ定食	127ｼﾞ定食へ				13
副菜	アスパラのベーコン巻き おつまみ		1.5	1.0		99
主菜	アメリカンドッグ	0.5		1.0		114
菓・嗜	アメリカンマフィン（バナナ）					76
主食	あんかけかた焼きそば	1.5	2.5	1.0		26
主食	あんかけ焼きそば	1.5	1.0	1.0		26
	あんかけ焼きそば弁当	2.0	1.0	1.0		64
菓・嗜	あんパン					76
菓・嗜	あんまん					77

い

食品区分	食品名	主食	副菜	主菜	乳製品・牛乳	ページ
	イカ（薫製）					110
菓・嗜	イカ天					110
主菜	イカと竹の子のオイスターソースいため		0.5	1.5		69
	イカのげそ揚げ おつまみ			3.0		98
主菜	イカフライ		2.0	2.5		44
主菜	板わさ おつまみ			1.0		97
主食	いなりずし（2個）	0.5		0.5		19
主食	イングリッシュマフィン	0.5				55

う

食品区分	食品名	主食	副菜	主菜	乳製品・牛乳	ページ
菓・嗜	ウイスキー					86
菓・嗜	ウオツカ					86
主菜	ウナ重	2.5		3.5		16
主菜	梅しそ巻きカツ		1.0	4.0		45

え

食品区分	食品名	主食	副菜	主菜	乳製品・牛乳	ページ
副菜	枝豆 おつまみ		0.5			97
主食	江戸前ちらし	2.5	0.5	3.0		17
主食	江戸前にぎり	2.0	0.5	3.5		17
	エビカツ天重弁当	2.5	0.5	2.5		62
主菜	エビカツバーガー	0.5	0.5	1.5		72
主食	エビグラタン	1.0	1.0	1.0	2.0	40
主菜	エビシューマイ		0.5	2.5		44
主菜	エビとイカのチリソースいため			2.5		70
	エビのチリソースいため定食	127ｼﾞ定食へ				24
主食	エビピラフ	2.5	0.5	0.5		40
	エビピラフ弁当	2.5	0.5	0.5		63
主菜	エビフライ		1.0	4.0		44
	エビフライ定食	127ｼﾞ定食へ				36
	エビマカロニグラタン弁当	1.5	0.5	3.0		65
主菜	エビ蒸しギョーザ			2.5		28

お

食品区分	食品名	主食	副菜	主菜	乳製品・牛乳	ページ
主食	おかめうどん	1.5	0.5			15
主食	お好み焼き	1.0	1.0	1.0		114
主食	押しずし（サケ）	0.5		0.5		19
主食	押しずし（バッテラ）	0.5		0.5		19

食品区分	食品名	主食	副菜	主菜	乳製品・牛乳	ページ
主食	お新香巻き	0.5				18
副菜	おでん　こんにゃく		0.5			107
副菜	おでん　こんぶ		0.5			107
主菜	おでん　さつま揚げ			1.5		107
副菜	おでん　大根		1.5			107
主菜	おでん　卵			1.0		107
主菜	おでん　つみれ		0.5	1.0		107
主菜	おでん　生揚げ			1.5		107
主菜	おでん　はんぺん			1.0		107
	おでん定食	127ｼﾞ定食へ				12
主食	おにぎり　いなりずし	1.0		1.5		67
主食	おにぎり　梅しそ	1.0				67
主食	おにぎり　おかか	1.0				66
主食	おにぎり　こんぶ	1.0				66
主食	おにぎり　（サケ）おつまみ	1.0		0.5		99
主食	おにぎり　高菜	1.0				67
主食	おにぎり　タラコ	1.0				66
主食	おにぎり　ツナマヨネーズ	1.0		0.5		66
主食	おにぎり　とり五目	1.0	0.5	0.5		67
主食	おにぎり　紅ザケ	1.0		0.5		66
主食	おにぎり　明太子	1.0				66
主食	オムライス	2.5	1.0	2.5		41
	オムライス弁当	2.5		2.5		63
	オムレツ定食	127ｼﾞ定食へ				37
主食	親子丼	2.5	0.5	3.0		16
	おろし立田弁当	2.0	1.0	4.5		59

か

食品区分	食品名	主食	副菜	主菜	乳製品・牛乳	ページ
主食	ガーリックトースト おつまみ	1.0				100
菓・嗜	柿の種ピーナッツ入り					119
主菜	カキフライ		1.5	0.5		44
	カキフライ定食	127ｼﾞ定食へ				36
主食	かけそば	1.0				14
菓・嗜	カシューナッツ（フライ・味つけ）		0.5			111
	家常豆腐定食	127ｼﾞ定食へ				25
菓・嗜	カスタードプリン					119
菓・嗜	カステラ					119
菓・嗜	かた焼きせんべい（しょうゆ）					118
主食	カツカレー	2.5	1.0	2.5		21
主食	カツ丼	2.5	0.5	3.0		16
主食	カッパ巻き	0.5				18
	カップめん	127ｼﾞカップめんへ				78
副菜	ガドガド（インドネシア風サラダ）		2.0	1.0		50
主菜	カニクリームコロッケ		2.5	1.5	1.0	46
	カニクリームコロッケ定食	127ｼﾞ定食へ				37
主菜	カニたま		0.5	2.5		29
菓・嗜	カフェオレ				1.5	115
菓・嗜	かぼちゃの種（いり・味つけ）		0.5			111
副菜	かぼちゃの煮物		2.0			69
菓・嗜	かりんとう					119
	カレイの煮つけ定食	127ｼﾞ定食へ				12
主食	カレーうどん	1.0	0.5	1.5		15
主食	カレーパン	1.0				75

123

食品区分	食品名	主食	副菜	主菜	牛乳・乳製品	ページ
主菜	カレー風味コロッケ		2.0	1.5		46
菓・嗜	缶コーヒー					116
主食	かんぴょう巻き	0.5				18
き						
主菜	キーマカレー	1.0	3.0	3.5		20
主食	きつねうどん	1.0	0.5	0.5		15
副菜	きのこのホイル焼き(おつまみ)		1.0			96
主食	きのこリゾット	1.5	1.5			40
副菜	キムチ		0.5			48
主菜	牛タン塩焼き(おつまみ)			1.5		98
主食	牛丼	2.5	0.5	2.5		16
主食	牛丼弁当	3.0	0.5	2.0		62
主菜	牛肉コロッケ		2.5	1.0		46
主菜	牛肉サイコロステーキ(おつまみ)			2.5		99
牛乳・乳製品	牛乳				2.0	117
主菜	ギョーザ			0.5		68
主菜	ギョーザ(おつまみ)			1.5		100
	ギョーザ定食	127ページ定食へ				24
菓・嗜	切りイカ(乾燥)					110
副菜	きんぴらごぼう		1.5			68
く						
主菜	串カツ		1.5	2.0		44
	串カツ定食	127ページ定食へ				13
菓・嗜	串団子(あん)					118
菓・嗜	串団子(しょうゆ)					118
主食	クッパ	1.5	1.0	1.0		49
主食	クリームパン					77
菓・嗜	くるみカマンベール					77
主食	クロワッサン	0.5				55
主食	軍艦巻き(イクラ)	0.5		1.5		19
主食	軍艦巻き(ウニ)	0.5		0.5		18
主食	軍艦巻き(ねぎとろ)	0.5		0.5		18
こ						
菓・嗜	紅茶(クリーム入り)					115
菓・嗜	紅茶(砂糖+クリーム入り)					115
菓・嗜	紅茶(砂糖+レモン入り)					115
菓・嗜	紅茶(砂糖入り)					115
菓・嗜	紅茶(ストレート・無糖)					115
菓・嗜	コーヒー(クリーム入り)					115
菓・嗜	コーヒー(砂糖+クリーム入り)					115
菓・嗜	コーヒー(砂糖入り)					115
菓・嗜	コーヒー(ブラック)					115
主菜	ゴーヤーチャンプルー		1.0	2.0		71
主食	コーンマヨネーズパン	0.5	0.5			75
菓・嗜	小魚アーモンド		0.5			111
主食	五目チャーハン	2.5	0.5	0.5		27
主食	五目チャーハン弁当	2.0		3.0		63
主食	五目ちらし	2.5	0.5	2.5		17
主食	五目ちらしずし弁当	2.0				61
主食	五目ラーメン	1.5	3.5	1.0		23
副菜	こんにゃくと厚揚げのピリ辛いため		1.5			69
さ						
主菜	サーロインステーキ		2.0	5.5		39
菓・嗜	さきイカ					110
菓・嗜	サケ(薫製)					110
	サケのムニエル定食	127ページ定食へ				36
主菜	刺し身 甘エビ					103
主菜	刺し身 イカ			0.5		103
主菜	刺し身 トリ貝					103
主菜	刺し身 ハマチ			0.5		103
主菜	刺し身 ホタテ貝柱			0.5		103
主菜	刺し身 マグロ(赤身)			0.5		103
	刺し身定食	127ページ定食へ				12
主菜	刺し身盛り合わせ(おつまみ)			4.5		98
主菜	サバの塩焼き			3.0		71
主菜	サバのみそ煮			2.5		70
	サバのみそ煮定食	127ページ定食へ				13
主食	サバみりん焼き弁当	2.5	0.5	4.0		59
主食	皿うどん	1.5	2.5	1.0		26
副菜	サラダ+ノンオイルドレッシング		1.5	1.0		68
主食	ざるそば	1.0				14
主食	山菜そば	1.0	1.0			14
主食	三色弁当	2.0		4.0		58
し						
主食	シーフードカレー	2.5	1.5	2.0		20
主食	シーフードリゾット	1.5		2.5		40
主食	塩ラーメン	1.5	1.0			22
菓・嗜	塩豆(塩えんどう)		0.5			111
菓・嗜	地ビール					87
主食	ジャージャーめん	1.5	1.0	1.5		23
菓・嗜	ジャムパン					76
主食	ジャンバラヤ弁当	2.0	0.5	2.0		63
菓・嗜	シュークリーム					119
主菜	シューマイ		0.5	1.0		71
主食	シュリンプカレー	2.5	1.5	2.0		20
	松花堂弁当	127ページ定食へ				12
菓・嗜	紹興酒					86
菓・嗜	焼酎(ウーロンハイ)					87
主食	小籠包	0.5		1.5		28
菓・嗜	ショートケーキ					119
主食	食パン(ぶどう入り)	0.5				55
主食	食パン(12枚切り)	0.5				55
主食	食パン(6枚切り)	0.5				55
主食	食パン(厚切り)	1.0				55
主食	汁ビーフン	1.5	0.5	1.0		26
主食	白身魚フライのり弁当	2.5		3.0		59
菓・嗜	ジン					86
菓・嗜	新ジャンル 市販品					91
す						
菓・嗜	酢イカ					110
主食	水ギョーザ	0.5	1.0	2.0		29
主食	すき焼き風うどん弁当	2.0	1.0	2.5		61
主食	助六弁当(巻きずし・いなりずし)	2.5	0.5	1.5		61
副菜	スティック野菜(マヨネーズ)(おつまみ)		1.0			97
	ステーキ定食	127ページ定食へ				37
主食	スパゲティ カルボナーラ	2.0	0.5	1.5	0.5	43
主食	スパゲティカルボナーラ弁当	2.0	0.5	1.5	1.5	65
主食	スパゲティ きのこ	2.0	1.5			43
主食	スパゲティ タラコ	2.0		0.5		42
主食	スパゲティ トマトソース	2.0	2.5			42
主食	スパゲティ ナポリタン	2.0	1.0	0.5		43
主食	スパゲティナポリタン弁当	1.5	1.5	1.0		65
主食	スパゲティ バジリコ	2.0				42
主食	スパゲティ ペスカトーレ	2.0	1.5	1.5		43
主食	スパゲティ ペペロンチーノ	2.0				42
主食	スパゲティ ボンゴレ	2.0		0.5		43
主食	スパゲティ ミートソース	2.0	1.0	1.0		43
主食	スパゲティ ミートソース弁当	2.0	0.5	1.5		65
主食	スパゲティ 和風ツナおろし	2.0	0.5	1.0		43
	酢豚定食	127ページ定食へ				25
菓・嗜	するめあたりめ					110

「菓・嗜」=「菓子・嗜好飲料」

食品区分	食品名	主食	副菜	主菜	牛乳・乳製品	ページ
	そ					
主食	ソース焼きそば	1.5	1.0	0.5		26
主食	ソース焼きそば弁当	2.5	0.5	1.0		64
主菜	ソーセージ盛り合わせ おつまみ			1.5		100
菓・嗜	ソフトビスケット					118
	た					
主食	タイカレー	2.5	1.0	1.0		50
副菜	大根サラダ おつまみ		1.5			96
主食	大根もち	1.0	0.5			28
主食	炊き込みごはん弁当	2.0	1.5	3.5		58
主食	たこ焼き	1.0		1.5		114
主菜	だし巻き卵 おつまみ			2.0		99
主食	伊達巻	0.5		1.0		19
主食	たぬきそば	1.0	0.5			14
主食	卵サンドイッチ	1.0		1.0		74
主食	卵丼	2.5	0.5	1.0		16
副菜	タラコ おつまみ			2.5		97
主菜	タンドリーチキン		0.5	3.0		50
主食	タンめん	1.5	3.0	1.0		22
	ち					
主食	チーズ入りカツ		1.0	4.0		45
菓・嗜	チーズ入りタラ					110
主食	チーズフランス	0.5			1.0	75
牛乳・乳製品	チーズ盛り合わせ おつまみ				3.0	99
主食	チキンカツサンドイッチ	1.0		2.5		74
主食	チキンカツ弁当	2.5	0.5	3.0		60
主食	チキンカレー	2.5	0.5	1.5	0.5	20
主食	チキンカレー弁当	2.5	1.0	2.0		63
主食	チキングラタン	1.0	1.0	2.5	2.0	41
主菜	チキンソテー		2.0	5.5		39
主菜	チキンナゲット			2.5		73
主食	チキンピラフ	2.5	0.5	1.0		41
主食	チキンライス（大盛り）弁当	3.0		1.5		63
副菜	筑前煮		2.0	0.5		68
主菜	チゲ		3.0	4.0		48
主菜	チヂミ	0.5	0.5	1.0		49
主食	チャーシューめん	1.5	0.5	1.5		23
主食	チャーハン			1.0		27
主食	チャーハン おつまみ	2.0	0.5	1.5		101
主食	チャーハンギョーザ弁当	2.5		1.5		59
主食	茶巾ずし	1.5		2.0		19
副菜	チャプチェ	0.5	0.5	1.5		48
主食	中華ちまき	1.0		1.5		29
主食	中華丼	2.5	2.0	1.0		27
主食	中華丼弁当	2.5	2.0	1.0		62
主食	中華がゆ	1.0				27
菓・嗜	酎ハイ 市販品					91
菓・嗜	チョココロネ					77
菓・嗜	チョコレートクッキー					118
副菜	チョレギサラダ		2.5			48
主食	ちらしずし弁当	2.0		3.0		61
主食	チリバーガー	0.5	0.5	1.5		72
	チンジャオロース一定食 127ﾍﾟｰｼﾞ定食へ					25
	つ					
主食	月見うどん	1.0	0.5	1.0		15
副菜	漬物 おつまみ		0.5			96
主食	ツナサンドイッチ	0.5		0.5		74
主食	ツナロール	1.0		0.5		75
	て					
主食	鉄火丼	2.5		5.5		17
主食	鉄火巻き	2.0		3.5		17

食品区分	食品名	主食	副菜	主菜	牛乳・乳製品	ページ
菓・嗜	デニッシュペストリー（りんご）					77
主食	手巻きずし（ツナ）	1.0		0.5		67
主食	手巻きずし（納豆）	1.0	0.5			67
主食	照り焼きチキンバーガー	0.5	0.5	2.5		73
主菜	照り焼きハンバーグ		2.0	3.0		38
主食	照り焼きバーガー	0.5	0.5	1.5		73
主食	天津めん	1.5	0.5	2.0		23
主食	天丼	2.5		1.5		16
主菜	天ぷら　イカ			1.0		105
主菜	天ぷら　エビ			0.5		105
副菜	天ぷら　かぼちゃ		0.5			105
主菜	天ぷら　キス			1.0		105
副菜	天ぷら　さつま芋		0.5			105
副菜	天ぷら　しいたけ					105
副菜	天ぷら　ししとうがらし					105
副菜	天ぷら　なす					105
主食	天ぷらそば	1.0	0.5	2.0		14
	天ぷら定食 127ﾍﾟｰｼﾞ定食へ					13
	と					
菓・嗜	ドーナツ（ケーキタイプ）					76
副菜	トムヤムクン		1.0	1.5		50
主食	ドライカレー	2.5	0.5	1.0		40
菓・嗜	どら焼き					119
主食	ドリア	2.5	1.0	1.5	1.5	41
主菜	鶏肉のから揚げ 総菜			2.5		71
主菜	鶏肉のから揚げ おつまみ			2.5		100
	鶏肉のから揚げ定食 127ﾍﾟｰｼﾞ定食へ					36
主食	鶏肉のから揚げ弁当	2.0	0.5	3.0		58
	鶏肉の照り焼き定食 127ﾍﾟｰｼﾞ定食へ					13
主食	とろちらしずし弁当	2.0		2.0		61
主食	とろろそば	1.0	1.0			14
主食	とんこつラーメン	1.5	0.5	1.0		22
	な					
主菜	なすとひき肉の中国風いため		2.0	1.0		71
主食	なべ焼きうどん	1.5	1.0	2.0		15
副菜	生春巻き	0.5		0.5		50
副菜	ナムル		3.0			48
	に					
主食	にぎり（アジ）	0.5		0.5		18
主食	にぎり（アナゴ）	0.5		0.5		18
主食	にぎり（イカ）	0.5		0.5		18
主食	にぎり（エビ）	0.5		0.5		18
主食	にぎり（タイ）	0.5		0.5		19
主食	にぎり（ホタテ）	0.5		0.5		19
主食	にぎり（マグロ赤身）	0.5		0.5		19
主食	にぎり（マグロとろ）	0.5		0.5		19
主食	にぎり（卵）	0.5		0.5		19
主食	にぎりずし弁当	2.0		3.5		61
主菜	肉じゃが		1.5			68
主菜	肉じゃが おつまみ		2.5	1.5		99
主菜	肉シューマイ	0.5	0.5	2.5		29
主菜	肉団子のドミグラスソース		0.5	1.5		69
主食	肉南蛮うどん	1.0	0.5	1.5		15
主食	肉まん	1.0		1.0		75
	肉野菜いため定食 127ﾍﾟｰｼﾞ定食へ					25
主菜	煮込みハンバーグ		2.0	3.0		38
菓・嗜	日本酒					87
主食	にらまんじゅう					28
	ね					
主食	ねぎとろ丼	2.5		3.0		17

「菓・嗜」＝「菓子・嗜好飲料」

食品区分	食品名	主食	副菜	主菜	乳・乳製品・	ページ
	の					
菓・嗜	飲み物					117
	は					
主食	パエリヤ	2.5		2.0		41
副菜	バターコーン おつまみ		1.0			97
菓・嗜	バターピーナッツ		0.5			111
主食	バッテラ弁当	1.5		3.0		61
	八宝菜定食	127㌻定食へ				24
菓・嗜	発泡酒					87
菓・嗜	発泡酒 市販品					90
主食	ハムレタスサンドイッチ	0.5	0.5	1.0		74
主食	ハヤシライス	2.5	1.0	2.0		21
主菜	春巻き		0.5	1.5		29
主菜	春巻き 総菜		0.5	1.0		70
	バンズパン	0.5				55
主食	ハンバーガー (野菜が多め)	0.5	1.0	1.5		72
主食	ハンバーガー (野菜が少なめ)	0.5		1.0		72
主菜	ハンバーグ (デミグラスソース)		2.0	3.0		38
主菜	ハンバーグステーキ		2.0	3.0		38
	ハンバーグステーキ定食	127㌻定食へ				36
	棒棒鶏 (バンバンジー)		1.0	2.5		28
	ひ					
主食	ビーフカレー	2.5	0.5	2.0		21
主食	ビーフカレー (大盛り)	3.0	1.5	3.0		21
	ビーフシチュー定食	127㌻定食へ				37
菓・嗜	ビーフジャーキー		0.5			110
菓・嗜	ビール					87
菓・嗜	ビール・黒ビール 市販品					88
主食	ピザ おつまみ	1.0		0.5	3.5	100
主食	ピザ	1.0	0.5	1.0	3.0	114
主食	ピザ台	0.5				55
菓・嗜	ピスタチオ (いり・味つけ)		0.5			111
主菜	ビッグハンバーグステーキ		2.0	5.0		38
主菜	一口カツ (もも)		1.5	2.5		44
主食	ビビンバ	2.5	2.0			49
主食	ビビンバ丼弁当	2.0	2.0	2.0		62
主食	冷やし中華 (酢じょうゆ)	1.5	0.5	0.5		22
副菜	冷やしトマト		1.0			96
副菜	冷ややっこ おつまみ			1.0		97
主菜	ヒレカツ		1.5	3.5		44
主菜	ヒレステーキ		1.0	2.0		39
主食	広島焼き	1.5	1.0	1.0		114
	ふ					
主食	フィッシュバーガー	0.5		1.5	2.0	50
主食	フォー	2.0	1.0	2.0		50
	豚肉のしょうが焼き定食	127㌻定食へ				13
主食	豚肉のしょうが焼き弁当	2.0	0.5	3.0		58
菓・嗜	ぶどうパン					76
主食	太巻き	0.5		0.5		19
主菜	フライドチキン		1.0	4.5		45
主食	フライドチキンバーガー	0.5	0.5	3.0		73
	フランスパン	0.5				55
菓・嗜	ブランデー					86
	ブリオッシュ	0.5				55
	ブリの照り焼き定食	127㌻定食へ				12
主菜	プルコギ		1.5	2.5		48
副菜	ブロッコリーとエビのタルタルサラダ		1.0	0.5		70
	へ					
主食	紅ザケ幕の内弁当	2.0	1.0	4.5		58
	ほ					
	ホイコーロー定食	127㌻定食へ				25
副菜	ほうれん草のお浸し おつまみ		1.0			96
主食	ポークカレー	2.5	2.0	2.0		21
	ポークソテー定食	127㌻定食へ				37
菓・嗜	ホタテ貝柱 (味つき)					110
主食	ホタテとエビのシューマイ弁当	2.5	0.5	4.0		59
主食	ホタテわっぱ飯弁当	2.0	0.5	2.0		62
主食	ホットドッグ	0.5		1.0		72
主菜	ポテトグラタン		3.0	1.0	3.0	41
主菜	ポテトコロッケ		2.5	1.5		46
副菜	ポテトサラダ		1.5			69
副菜	ポテトサラダ おつまみ		2.0			98
主食	ポテトサラダサンドイッチ	0.5	1.0	0.5		74
菓・嗜	ポテトチップス (塩味)					118
副菜	ポテトフライ おつまみ		1.5			98
副菜	ポテトフライ (S)		1.5			73
	ま					
	麻婆豆腐定食	127㌻定食へ				24
	麻婆なす定食	127㌻定食へ				24
菓・嗜	マカデミアナッツ (いり・味つけ)					111
主食	幕の内弁当	2.0	0.5	5.0		58
菓・嗜	マグロ (味つき)					110
菓・嗜	まつの実 (いり)		0.5			111
主食	豆カレー	1.0	0.5	1.5		20
	豆大福					119
	み					
主食	みそラーメン	1.5	0.5	0.5		22
主食	ミックスサンドイッチ	1.0	1.0	0.5		114
菓・嗜	ミックスナッツ		0.5			111
主菜	ミックスフライ		1.0	2.0		45
	ミックスフライ定食	127㌻定食へ				37
	ミルクチョコレート					118
	む					
菓・嗜	蒸しパン					77
	め					
菓・嗜	メロンパン					76
主菜	メンチカツ		1.5	2.0		46
主菜	メンチカツ 総菜		0.5	1.5		71
	メンチカツ定食	127㌻定食へ				36
	も					
	もなか					119
	もやしラーメン	1.5	0.5	0.5		23
	や					
主食	焼きうどん おつまみ	1.0	1.0	1.0		100
菓・嗜	焼きカワハギ					110
主菜	焼きギョーザ		0.5	2.0	2.5	29
主食	焼きそばロール	1.0				75
主菜	焼きとり 総菜			3.5		69
主菜	焼きとり 皮 (塩)			0.5		109
主菜	焼きとり 皮 (たれ)			0.5		109
主菜	焼きとり 正肉 (塩)			1.0		109
主菜	焼きとり 正肉 (たれ)			1.0		109
主菜	焼きとり 正肉+ししとう (塩)			1.0		109
主菜	焼きとり 正肉+ししとう (たれ)			1.0		109
主菜	焼きとり 砂肝			1.0		109
主菜	焼きとり つくね (塩)			1.5		109
主菜	焼きとり つくね (たれ)			1.5		109
主菜	焼きとり ねぎま (たれ)			1.0		109
主菜	焼きとり ねぎま (塩)			1.0		109
主菜	焼きとり レバー (たれ)			1.0		109
主菜	焼きとり (レバー＋もも) おつまみ			2.5		98
主菜	焼き肉 牛カルビ肉 (たれ)			2.0		47

「菓・嗜」＝「菓子・嗜好飲料」

食品区分	食品名	主食	副菜	主菜	牛乳・乳製品	ページ
主菜	焼き肉 牛タン（塩）			2.5		47
主菜	焼き肉 牛ハラミ（たれ）			2.0		47
主菜	焼き肉 牛ホルモン（ミノ・たれ）			4.0		47
主菜	焼き肉 牛ロース肉（塩）			2.5		47
	焼き肉定食	127ページ定食へ				25
主食	焼きビーフン	1.5	0.5	0.5		26
主食	焼きビーフン弁当	1.5	1.0	1.0		64
主食	野菜カレー	2.5	2.0			20
副菜	野菜コロッケ		2.5			46
主食	野菜サンドイッチ	0.5	0.5		1.5	74
主菜	野菜たっぷり麻婆いため		1.5	0.5		70

ゆ

食品区分	食品名	主食	副菜	主菜	牛乳・乳製品	ページ
主食	湯かけ天ぷらそば弁当	1.5	1.0			64
主菜	ユッケ		0.5	3.0		49

よ

食品区分	食品名	主食	副菜	主菜	牛乳・乳製品	ページ
主食	洋風幕の内弁当	2.5	0.5	2.0		60

ら

食品区分	食品名	主食	副菜	主菜	牛乳・乳製品	ページ
主食	ラーメン	1.5	0.5	0.5		22
主食	ラーメン（おつまみ）	1.5	0.5	1.5		101
主食	ライスバーガー（五目きんぴら）	1.0	0.5			72
主食	ライ麦パン	0.5				55
主食	ラザニア	1.5	0.5	0.5	2.0	40
主食	ラザニア弁当	0.5	0.5	0.5		65
菓・嗜	落花生（いり・殻つき）		0.5			111
菓・嗜	落花生（いり・殻なし）		0.5			111

り

食品区分	食品名	主食	副菜	主菜	牛乳・乳製品	ページ
主菜	リブステーキ		2.0	4.5		39

れ

食品区分	食品名	主食	副菜	主菜	牛乳・乳製品	ページ
主食	冷めん	1.0	1.0	1.0		49
主菜	レバにらいため		0.5	2.0		70
	レバにらいため定食	127ページ定食へ		1.5		24

ろ

食品区分	食品名	主食	副菜	主菜	牛乳・乳製品	ページ
菓・嗜	ロイヤルミルクティー				1.5	115
主菜	ロースカツ		1.0	3.0		45
主食	ロースカツ重弁当	2.5	0.5	3.0		62
主菜	ローストビーフ		1.0	3.5		39
主菜	ロールキャベツ		3.0	1.0		39
主食	ロールパン	0.5				55

わ

食品区分	食品名	主食	副菜	主菜	牛乳・乳製品	ページ
菓・嗜	ワイン（白・赤）					86
副菜	わかめとタコの酢の物		2.5	1.0		68
菓・嗜	ワッフル					118
主食	和風サーロインステーキ弁当	2.5	0.5	2.5		59
主食	和風スパゲティベーコンとしめじ弁当	2.5	0.5	0.5		65
主菜	和風ハンバーグ（大根おろし）		2.5	3.0		38
主食	割子そば弁当	1.5				64
主食	ワンタンめん	2.5	0.5	0.5		23

定　食

和風定食

食品区分	食品名	主食	副菜	主菜	牛乳・乳製品	ページ
主食	ごはん	1.5				12-13
副菜	みそ汁					12-13
副菜	漬物		1.0			12-13
主菜	アジの塩焼き		0.5	2.5		12
主菜	アジフライ		1.0	3.5		13
主菜	おでん		1.0	2.5		12
主菜	カレイの煮つけ			3.5		12
主菜	串カツ		2.0	2.5		13
主菜	刺し身		0.5	2.5		12
主菜	サバのみそ煮		0.5	4.5		13
主菜	松花堂弁当（刺し身）		0.5	1.5		12
副菜	松花堂弁当（たき合わせ）		0.5	1.0		12
副菜	松花堂弁当（八寸盛り合わせ）		1.0	1.0		12
主菜	天ぷら		1.0	1.5		13
主菜	鶏肉の照り焼き		1.0	4.0		13
主菜	豚肉のしょうが焼き		1.0	3.0		13
主菜	ブリの照り焼き		0.5	3.5		12

中華定食

食品区分	食品名	主食	副菜	主菜	牛乳・乳製品	ページ
主食	ごはん	1.5				24-25
副菜	スープ					24-25
副菜	搾菜					24-25
副菜	キムチ		0.5			25
主菜	エビのチリソースいため			4.0		24
主菜	家常豆腐		1.0	2.0		25
主菜	ギョーザ		1.0	1.5		24
主菜	酢豚		1.5	3.0		25
主菜	チンジャオロースー		1.0	2.0		25
主菜	肉野菜いため		1.5	1.0		25
主菜	八宝菜		1.0	2.5		25
主菜	ホイコーロウ		1.0	1.5		25
主菜	麻婆豆腐			3.0		24
主菜	麻婆なす		1.5	1.0		24
主菜	焼き肉		1.5	1.5		25
主菜	レバにらいため		1.0	2.0		24

洋風定食

食品区分	食品名	主食	副菜	主菜	牛乳・乳製品	ページ
主食	ごはん	1.5				37
主食	ロールパン（2個）	0.5				36-37
副菜	スープ					36-37
副菜	サラダ		1.0			36-37
主菜	エビフライ		0.5	2.0		36
主菜	オムレツ		1.0	3.0	0.5	37
主菜	カキフライ		0.5	1.0		36
主菜	カニクリームコロッケ		1.5	1.5	1.0	37
主菜	サケのムニエル		1.0	3.5		36
主菜	ステーキ		1.0	5.0		37
主菜	鶏肉のから揚げ		0.5	3.0		36
主菜	ハンバーグステーキ		1.5	3.0		36
主菜	ビーフシチュー		3.5	2.0		37
主菜	ポークソテー		1.0	3.0		37
主菜	ミックスフライ		1.5	2.5	0.5	37
主菜	メンチカツ		1.0	3.0		36

カップめん

食品区分	食品名	主食	ページ
主食	カップヌードル	1.0	78
主食	カップヌードル　カレー	1.0	79
主食	サッポロ一番　カップスター　しょうゆ	1.0	78
主食	サッポロ一番　みそラーメンどんぶり	1.0	78
主食	シーフードヌードル	1.0	78
主食	スーパーカップ1.5倍　とんこつラーメン	1.5	79
主食	どん兵衛　きつねうどん（東）	1.0	79
主食	日清Spa王　完熟トマトミートソース	1.0	79
主食	日清麺職人　醤油	1.0	78
主食	日清焼きそば　U.F.O	1.5	78
主食	はるさめヌードル　シーフード	1.0	78
主食	ペヤング　ソースやきそば	1.5	79
主食	マルちゃん　でかまる　バリシャキ！もやし味噌ラーメン	1.0	79
主食	マルちゃん　ホットヌードル　はま塩	1.0	79
主食	マルちゃん　緑のたぬき天そば	1.0	79
主食	明星　一平ちゃん　醤油味	1.0	78
主食	明星　一平ちゃん　夜店の焼きそば	1.5	79
主食	明星　カップ　沖縄そば	1.0	78

「菓・嗜」＝「菓子・嗜好飲料」

竹内冨貴子(たけうちふきこ)

管理栄養士。ダイエットクリエーター。女子栄養大学栄養学部卒業。竹内冨貴子・カロニック・ダイエット・スタジオ主宰、女子栄養大学短期大学部講師、香川栄養専門学校講師などを務めるかたわら、ダイエットクリエーターとして雑誌、新聞、講演などで幅広く活躍。『ヘルシーレシピシリーズ1～5』(女子栄養大学出版部)など著書多数。

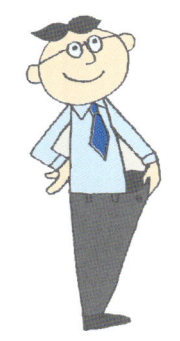

牧野直子(まきのなおこ)

管理栄養士。ダイエットコーディネーター。女子栄養大学栄養学部卒業。スタジオ食主宰。指導対象は、年代はベビーから中高年まで、内容はダイエットや健康維持などと幅広い。健康に関する情報や、簡単に作れて家族がよろこぶレシピの提案など、マスメディアで活躍中。『エネルギー早わかり』『塩分早わかり』(ともに女子栄養大学出版部)など著書多数。

携帯版
メタボのためのカロリーガイド

2009年2月17日初版第1刷発行
2014年6月10日初版第4刷発行

監修・データ作成／
竹内冨貴子(カロニック・ダイエット・スタジオ)
牧野直子(スタジオ食)

料理作成／竹内冨貴子　牧野直子　今井久美子　大越郷子
撮　　影／相木博　宇都木章　大蔵俊介　川上隆二
　　　　　国井美奈子　柴田好利　堀口隆志
表紙撮影／国井美奈子
デザイン／横田洋子
イラスト／木本直子
校　　正／くすのき舎

発 行 者／香川芳子
発 行 所／女子栄養大学出版部
　　　　　〒170-8481　東京都豊島区駒込3-24-3
　　　　　電話 03-3918-5411(営業)　03-3918-5301(編集)
　　　　　URL http://www.eiyo21.com
　　　　　振替 00160-3-84647

印刷・製本所／凸版印刷株式会社
乱丁本、落丁本はお取り替えいたします。
本書の内容の無断転載、複写を禁じます。
ISBN 978-4-7895-0622-9

ⓒ Kagawa Education Institute of Nutrition 2009,Printed in Japan